RÉUSSITE ADMISSION PARAMÉDICAL

Infirmier
ENTRÉE EN IFSI

Formation professionnelle continue et AS/AP

Jackie Pillard
Ancien cadre supérieur de santé dans la fonction publique territoriale
Formatrice pour adultes dans le domaine sanitaire et social
Experte en petite enfance

Denise Laurent
Professeur de mathématiques

FOUCHER

Les ressources numériques

Au fil des pages, des QR codes à flasher vous renvoient à de nombreuses ressources : articles, documents, vidéos…

Mode d'emploi

foucherconnect.fr

Votre Réussite Concours Foucher s'enrichit de ressources numériques

Lorsque je rencontre un pictogramme ressource au fil des pages :

 # info
Arrêté du 3 janvier 2019
foucherconnect.fr/ 20rcinfirmier01

1. Je vais sur **www.foucherconnect.fr**
J'enregistre cette page dans mes favoris pour les prochaines fois.
2. Je saisis **le code de la ressource** indiqué dans le pictogramme.
3. **Je visualise** ma ressource.

Des FLASHCODES permettent aussi d'accéder aux ressources depuis un smartphone

ISBN 978-2-216-16123-2

SOMMAIRE

Partie 4
PRÉPARER L'ÉPREUVE ORALE

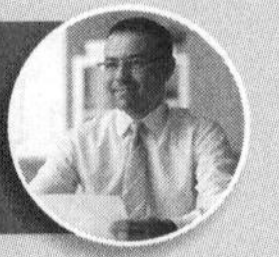

Partie 5
LES CONNAISSANCES INDISPENSABLES

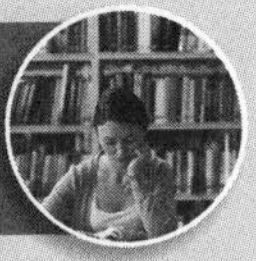

MÉMO DU CANDIDAT

Les besoins fondamentaux de l'homme : la pyramide de Maslow
Les 14 besoins fondamentaux de l'homme selon Virginia Henderson
L'action du gouvernement pour la santé de tous
Vous avez dit télémédecine ?
Le chômage en France selon l'âge
Les professionnels de santé
Bientraitance et qualité des soins
Santé publique : l'éducation thérapeutique du patient
Les accidents de la vie courante (AcVC)
Les auteurs présumés de maltraitances sur les enfants
Les cancers en France
Sida et VIH en France
Les addictions en France
L'obésité en France
Les principales causes de décès en France
Le suicide en France
La protection sociale : la Sécurité sociale

VIDÉOS d'entretiens avec le jury

vidéo
Simulations d'entretiens avec le jury
foucherconnect.fr/20rcinfirmier07

Partie 1

LA SÉLECTION ET LE MÉTIER

1 LES NOUVELLES CONDITIONS DE SÉLECTION

1 La réforme

- Depuis la réforme de 2019 sur l'universitarisation des formations en santé, le concours d'entrée en institut de formation en soins infirmiers (IFSI) a été supprimé.
- Les conditions pour entrer en IFSI dépendent donc de la situation de chacun :
  - les **candidat bacheliers ou néo-bacheliers** doivent s'inscrire sur Parcoursup ;
  - les **aides-soignants**, les **auxiliaires de puériculture** et les **candidats de la formation professionnelle** continue relèvent désormais du même concours, tel que défini par l'article L. 6311-1 du Code du travail.
- Toute personne ayant cotisé à un régime de protection sociale pendant une durée minimum de 3 ans et justifiant de ces 3 années en équivalent temps plein (ETP) relève de la formation **professionnelle continue**.

Exemples

- Vous avez toujours travaillé depuis plus de 3 ans, mais vous vous êtes arrêté pour congé parental ou bien vous avez travaillé en temps partiel : vous allez devoir recalculer votre temps de travail effectif en additionnant les heures travaillées.
- Vous êtes diplômé depuis 3 ans, mais vous avez toujours travaillé en effectuant des missions ou des CDD alternant avec des périodes de « repos » : vous allez devoir ajouter toutes vos périodes de travail en décomptant les périodes d'inactivité.

 # info
Arrêté du 3 janvier 2019
foucherconnect.fr/20rcinfirmier01

2 Les conditions d'accès à la formation

- Deux options sont cumulables :
  - les titulaires du baccalauréat ou d'un diplôme équivalant s'inscrivent sur Parcoursup au même titre que pour n'importe quelle filière universitaire. La sélection se fait uniquement sur dossier, sans aucune épreuve ;
  - les candidats de la formation professionnelle doivent retirer un dossier directement dans l'IFSI de leur choix et le renvoyer avec les pièces demandées, avant la date indiquée. La sélection se fait sur 3 épreuves : 2 écrites et 1 orale.
- Selon l'arrêté du 13 décembre 2018 modifiant l'arrêté du 31 juillet 2009 relatif au diplôme d'État d'infirmier, il faut être âgé de **17 ans au moins** au 31 décembre de l'année d'entrée en formation, aucune dérogation n'est possible et il n'y a pas de limite d'âge supérieure.
- Pour la validation de leur inscription, les candidats admis doivent s'acquitter des **droits d'inscription** auprès de leur établissement d'affectation. Le montant est fixé par arrêté du ministère chargé de l'Enseignement supérieur.

ATTENTION
Dans un même groupement d'IFSI, la date des épreuves est souvent la même.

3 Combien de places sont réservées pour la formation professionnelle ?

- L'arrêté du 3 janvier 2019 (JO du 6 janvier 2019) fixe les attendus nationaux et les critères associés pour l'accès à la formation en soins infirmiers.
- Les capacités d'accueil équivalent au nombre d'étudiants admis à entreprendre des études, fixé en application de l'article L. 4383-2 du Code de la santé publique.
- Le nombre de places ouvert par établissement au titre des candidats relevant de la formation professionnelle continue est défini par le conseil régional. Il est fixé à un minimum de **33 % du nombre total d'étudiants** à admettre en 1re année d'études.
- Cet arrêté établit par ailleurs que les établissements de formation se regroupent par territoire, dans le cadre du conventionnement universitaire signé avec la région.
- L'arrêté ministériel du 8 avril 2020 fixe le nombre d'étudiants à admettre en première année : 31 176 (contre 30 920 en 2019).

IMPORTANT

Dans de nombreuses régions, le choix a été fait de réserver 60 % des places aux bacheliers *via* la plateforme Parcoursup et 40 % aux candidats relevant de la formation professionnelle continue.

4 En quoi consiste la sélection ?

Pour être admis à la formation au diplôme d'État d'infirmier, les candidats doivent satisfaire à 2 épreuves de sélection.

A| Un entretien portant sur l'expérience professionnelle du candidat

Cet entretien de **20 minutes** est noté sur **20 points**. Le candidat doit remettre un dossier qui permet au jury d'apprécier son projet professionnel et ses motivations ainsi que ses capacités à valoriser son expérience professionnelle. Il comprend les pièces suivantes :

- la copie d'une pièce d'identité ;
- le(s) diplôme(s) détenu(s) ;
- les ou l'attestation(s) employeur(s) et attestations de formations continues ;
- un *curriculum vitae* ;
- une lettre de motivation.

B| Une épreuve écrite

- Cette épreuve comprend une sous-épreuve de rédaction et/ou de réponses à des questions dans le domaine sanitaire et social et une sous-épreuve de calculs simples. L'épreuve écrite est notée sur **20 points**. Elle est d'une durée totale de **1 heure** répartie en temps égal entre chaque sous-épreuve.
- La **sous-épreuve de rédaction et/ou de réponses à des questions** dans le domaine sanitaire et social est notée sur **10 points**. Elle doit permettre d'apprécier les qualités rédactionnelles, les aptitudes au questionnement, à l'analyse et à l'argumentation ainsi que la capacité du candidat à se projeter dans son futur environnement professionnel.
- La **sous-épreuve de calculs simples** est notée sur **10 points**. Elle doit permettre d'apprécier les connaissances en mathématiques des candidats sur la base de calculs simples.

IMPORTANT

- Une note inférieure à 8/20 à l'une des deux épreuves (orale et écrite) est éliminatoire.
- Pour être admis, le candidat doit obtenir un total d'au moins 20 sur 40.

5 Inscription et admission

- Chaque candidat retire une fiche d'inscription et la rapporte dans les délais impartis avec les pièces demandées dans un des instituts du groupement régional qui sera son **choix 1**.
- Les candidats sont ensuite convoqués par courrier postal aux épreuves écrites et orales.
- À l'issue des épreuves, le **jury d'admission** se réunit et établit la liste des admis pour chaque institut.
- Pour l'année 2020, un arrêté en date du 15 mai a fixé les **mesures d'adaptation des modalités d'admission liées au contexte d'urgence sanitaire** :
  - les candidats qui avaient achevé leurs épreuves de sélection à la date du confinement ont été classées selon les modalités prévues ;
  - les candidats qui n'avaient réalisé qu'une seule des deux épreuves de sélection ont été sélectionnés sur cette seule épreuve puis classés salon les modalités prévues ;
  - les candidats n'ayant réalisé aucune des 2 épreuves ont été classés sur la base du seul dossier puis classés selon les modalités prévues.

 # info
Arrêté du 15 mai 2020
sur les modalités d'admission
foucherconnect.fr/20rcinfirmier08

- Pour l'année 2021, bon nombre d'IFSI ont supprimé les épreuves écrites mais maintiennent l'épreuve orale d'admission dont l'entretien s'appuie sur l'expérience professionnelle du candidat basé sur le dossier transmis lors de l'inscription.

IMPORTANT

Il est donc essentiel de parfaitement préparer le dossier qui accompagne l'entretien oral au cas où ce cas de figure se représente.

6 Admission

- Sont admis les candidats ayant obtenu une note supérieure ou égale à 20 sur 40 ; ils sont classés dans la limite des places ouvertes par l'établissement pour la voie relevant de la formation professionnelle continue. En cas d'égalité de points, le candidat le plus âgé est placé devant les autres.
- Un candidat admis dans son choix 1 dispose de 5 jours pour effectuer son inscription, régler ses droits d'inscription et fournir une attestation de désinscription ou de non-inscription sur Parcoursup.

- L'**admission définitive** est subordonnée à la production :
  - d'un **certificat établi par un médecin** agréé attestant que l'étudiant ne présente pas de contre-indication physique et psychologique à l'exercice de la profession ;
  - d'un **certificat médical de vaccinations** conforme à la règlementation en vigueur fixant les conditions d'immunisation des professionnels de santé en France.

5 attendus nationaux retenus pour la formation en soins infirmiers

• Intérêt pour les questions sanitaires et sociales : connaissances dans le domaine sanitaire, médicosocial et social, connaissance du métier, sens de l'intérêt général.

• Qualités humaines et capacités relationnelles : aptitude à faire preuve d'attention à l'autre, aptitude à collaborer et à travailler en équipe, aptitude à échanger et communiquer avec autrui, pratique des outils numériques, capacité à se documenter et à communiquer dans une langue étrangère.

• Compétences en matière d'expression écrite et orale : bonne maîtrise du français et du langage écrit et oral.

• Aptitude à la démarche scientifique et maîtrise des bases de l'arithmétique : aptitude à rechercher, sélectionner, organiser et restituer de l'information scientifique, aptitude à produire un raisonnement logique, maîtrise des bases de l'arithmétique.

• Compétences organisationnelles et savoir être : rigueur, méthode, assiduité, capacité à s'organiser, à prioriser les tâches, autonomie dans le travail, créativité.

IMPORTANT

Un candidat qui possède le baccalauréat et a travaillé au moins 3 ans peut s'inscrire *via* Parcoursup et se présenter à la sélection en formation continue.

2 DIX QUESTIONS POUR CONNAÎTRE LE MÉTIER

Même si vous faites déjà partie des professionnels de santé, votre expérience d'aide-soignant ou d'auxiliaire de puériculture ne vous a peut-être pas permis d'appréhender le métier d'infirmier dans sa globalité. Rien de tel que d'aller interroger des professionnels afin de recueillir toutes les informations dont vous avez besoin pour affiner votre projet. N'hésitez pas à chercher les réponses à vos questionnements, rencontrez différents professionnels, dans plusieurs secteurs d'activité. Notez vos questions, préparez vos rendez-vous, écrivez les réponses pour pouvoir y revenir.

Voici un exemple d'entretien réalisé avec Charlotte, une infirmière de 24 ans, qui travaille depuis 1 an dans un service de chirurgie digestive.

1 Pourquoi avoir choisi ce métier ?

La première raison pour laquelle j'ai choisi de devenir infirmière, c'est que j'avais envie d'aider les gens malades, les patients en fin de vie, en convalescence. C'était ma motivation première, j'aime aider. La deuxième raison, c'est que le métier d'infirmier permet une certaine polyvalence aussi bien dans les actes techniques, qui peuvent être différents d'un service à l'autre, que dans les lieux d'exercice.

2 Qu'est-ce qui vous plaît le plus ?

- Prendre soin des gens, les rassurer, leur permettre de se sentir bien même dans des endroits qui leur sont étrangers et parfois hostiles tels que l'hôpital qui les effraie, qui les éloigne de leur maison et de leur famille.
- Avoir des responsabilités : auprès des aides-soignants et auprès des médecins.
- Savoir travailler en équipe. Être à la fois doux et technique.
- Il ne faut pas oublier que le travail d'infirmier, ce n'est pas seulement du relationnel ou de la technique de soin : c'est une combinaison parfaite et nécessaire des deux.

3 Le métier est-il dur ?

- C'est un métier éprouvant, parfois très fatiguant (avec des horaires inégaux selon les jours). Il demande une bonne gestion, de la concentration et de la précision, tout en devant faire face à la fatigue et aux maux du quotidien que nous pouvons tous avoir. Fatiguant aussi parce qu'on est tout le temps debout, les patients sont souvent lourds. Leur manutention exige de porter une attention particulière à nos postures professionnelles ; l'ergonomie est étudiée pendant la formation.
- Le métier d'infirmier peut parfois être émouvant : il nous amène à voir des choses qui sont difficiles et qui peuvent nous bouleverser. Nous sommes confrontés à la nudité, à la souffrance, à la mort. Il faut donc savoir faire face à tout cela.
- La pandémie que nous venons de vivre a été extrêmement éprouvante, les services étaient surchargés et nous étions en pénurie de matériel et de personnel. Nous sommes passés en 12 heures avec un seul jour de repos au lieu de deux et, en plus de la fatigue extrême, nous étions inquiets pour nous, pour nos collègues et pour nos familles parce que, même si nous sommes habitués à gérer l'urgence, là, le risque était permanent et personne ne savait comment la situation allait évoluer.

4 Pourquoi ce métier ?

- Quand on choisit d'être infirmier, c'est parce qu'on a envie d'aider et de soigner les personnes. Il faut aimer les contacts et savoir prendre le temps d'écouter les patients. Dans mon service, j'accueille des patients hospitalisés en urgence.
- Mon rôle est multiple : je dois tout d'abord les accueillir et les installer, leur expliquer le déroulement de leur séjour et répondre à leurs questions ; je réalise ensuite des prélèvements en vue des examens (par exemple, bilan sanguin, analyse d'urine, pose de cathéters...) ou je les prépare à d'autres examens (par exemple, radios, échographies...).
- Au moment de leur sortie, je prévois la suite de leur prise en charge en collaboration avec le médecin : la fonction pédagogique est importante. Par exemple, avec des patients diabétiques, nous leur expliquons comment effectuer leur glycémie sur le doigt et leur injection d'insuline.
- Nous sommes parfois face à des maladies très complexes, ce qui nous demande une certaine connaissance : c'est intéressant ! Nous travaillons en équipe avec le corps médical, les autres infirmiers et les aides-soignants que nous supervisons.

5 Où peut-on travailler après l'obtention du diplôme ?

- Un infirmier diplômé d'État (IDE) peut exercer un métier très technique (comme la réanimation ou les soins intensifs) ou très relationnel (comme la psychiatrie) ; dans des milieux très variés : en hôpital public ou privé, en clinique, en établissement d'hébergement pour personnes âgées dépendantes (EHPAD), en soins à domicile, dans les collèges et les lycées, en secteur pénitentiaire ou pour des missions humanitaires.
- Après 18 mois d'exercice, il peut travailler en libéral, comme remplaçant, et, après 24 mois, s'installer à son compte.
- Ce métier permet aussi plusieurs évolutions possibles par le biais d'une spécialisation : infirmier puériculteur (IPDE en 1 an), infirmier de bloc opératoire (IBODE en 1 an), infirmier anesthésiste (IADE en 2 ans) ou infirmier en pratique avancé (IPA en 2 ans).
- Après quelques années de pratique et une formation de cadre de santé, il peut évoluer vers des fonctions d'encadrement de service ou de formateur en institut de formation.

Focus sur l'infirmier en pratique avancée

L'article 119 de la loi n° 2016-41 du 26 janvier 2016 de modernisation de notre système de santé crée l'article L. 4301-1 du Code de la santé publique et introduit le principe de la pratique avancée des auxiliaires médicaux.

La pratique avancée identifie des compétences, relevant réglementairement du champ médical, et propose un développement approfondi des connaissances et des compétences vers un haut niveau de maîtrise pour pratiquer des soins infirmiers à un niveau avancé afin de répondre aux nouveaux enjeux d'un système de santé en pleine mutation.

Concrètement, le décret précise que la pratique avancée recouvre :
- des activités d'orientation, d'éducation, de prévention ou de dépistage ;
- des actes d'évaluation et de conclusion clinique, des actes techniques et des actes de surveillance clinique et paraclinique ;
- des prescriptions de produits de santé non soumis à prescription médicale, des prescriptions d'examens complémentaires, des renouvellements ou adaptations de prescriptions médicales, comme, par exemple, le suivi de patients atteints de pathologies chroniques ou porteurs de plaies chroniques.

6 Quelles qualités doit posséder un infirmier ?

- Outre la rigueur dans le respect des prescriptions et des règles d'hygiène, l'infirmier doit faire preuve de nombreuses compétences : être à l'écoute, tolérant, accueillant, patient, calme et rassurant, avoir un sens relationnel très développé, faire preuve d'une bonne résistance physique et psychologique, être logique et savoir s'organiser.
- Il doit également être précis dans l'exécution de ses gestes et savoir gérer son propre stress. Ça fait beaucoup, n'est-ce pas ? Mais il y a des qualités qu'on développe avec l'expérience.

7 Quels sont vos jours et horaires de travail et combien gagnez-vous ?

- Je travaille par roulement en 8 heures, c'est-à-dire que je commence à 6 h ou à 14 h. Cependant, on nous a dit que nous allions passer en 12 heures, c'est-à-dire de 8 h à 20 h. Les plannings changent souvent, normalement on a 1 week-end sur 2 mais souvent on nous demande de faire des heures supplémentaires à cause du manque d'effectif. Dans mon service, on doit faire un mois de nuit par trimestre, ça revient vite !
- Pour le salaire, un infirmier qui débute à l'hôpital touche autour de 1 600 euros brut par mois sans les primes de nuit et/ou de week-end mais, en libéral, il peut gagner entre 2 000 et 2 500 euros par mois.

8 Avec qui travaillez-vous ?

- Je travaille avec des aides-soignants, des auxiliaires de puériculture, des brancardiers, des médecins, des chirurgiens, des anesthésistes, des kinésithérapeutes, des agents de service, etc.
- On a dû vous parler de l'importance du travail en équipe pluridisciplinaire : il faut savoir s'adapter, être conciliant, se remettre en question, être à l'écoute, être solidaire, mais aussi savoir s'affirmer. Il est indispensable d'avoir un bon esprit d'équipe.

9 Quel est le plus difficile ?

- Nous sommes régulièrement en sous-effectif et je ne peux pas accorder le temps que je voudrais aux personnes qui en ont besoin, surtout les personnes âgées et les personnes seules. Le contact avec les patients et leur famille est parfois compliqué. En effet, certaines familles peuvent être très exigeantes, l'anxiété est souvent facteur d'agressivité surtout quand elles ont l'impression qu'on ne s'occupe pas suffisamment ou assez vite de leur parent.
- Lors de la pandémie que nous venons de traverser, j'ai pris conscience de l'importance de mon travail mais également des risques que je prenais pour moi et ma famille ; de la solidarité extraordinaire que nous avons rencontrée entre tous les soignants mais aussi de la nécessité absolue que notre gouvernement nous soutienne et nous donne les moyens de faire correctement notre travail.

10 Pouvez-vous me raconter votre parcours et votre formation ?

- J'ai raté mon bac une première fois ; je voulais faire médecine mais je me suis rendu compte que ce serait trop dur. J'ai donc décidé de redoubler et de tenter le concours d'infirmier. Entre-temps, je m'étais renseignée et j'ai vraiment été séduite par ce métier.
- J'ai réussi le concours sur liste principale : j'étais super fière, mais il me fallait le bac. Je l'ai eu de justesse, avec l'oral de rattrapage, mais je l'ai eu et j'ai pu intégrer l'IFSI.
- Je suis diplômée depuis un an. Ce que j'ai adoré dans cette formation, c'est aussi l'ambiance, le côté promo. Étant donné que ce sont des études qui nous confrontent à l'humain, ce sont des études qui font beaucoup réfléchir sur soi-même, ce qui n'est pas toujours évident. Les liens qui se créent durant ces trois années d'études sont très forts, on se soutient tous. Se retrouver pour parler de nos expériences, décompresser, partager nos ressentis, est nécessaire.
- J'ai adoré mes études et aujourd'hui je travaille dans un service d'urgence de chirurgie digestive. Le travail est dur, fatiguant, mais je ne changerais de métier pour rien au monde. C'est un enrichissement personnel et professionnel quotidien !

3 LA FORMATION AU MÉTIER

La réforme de la formation au diplôme d'État d'infirmier (arrêté du 31 juillet 2009) a entièrement modifié le contenu des études et a permis aux étudiants d'entrer dans un vrai cursus universitaire LMD (licence-master-doctorat). Elle confère le grade de licence au diplôme d'État d'infirmier. Ce grade permet dorénavant de poursuivre un parcours en master et en doctorat. Le diplôme d'État infirmier est reconnu dans tous les pays de l'Union européenne.

1 La professionnalisation

- L'étudiant construit lui-même l'acquisition de ses compétences. L'apprentissage du métier se fait autant dans les lieux d'enseignement que dans les lieux de l'apprentissage clinique.
- Ce programme redonne sa place aux professionnels de terrain et augmente le rôle pédagogique des formateurs de l'IFSI dans le suivi de la progression de l'étudiant. Il instaure un vrai travail de collaboration entre le tuteur de stage et le formateur.

2 La durée des études

- La formation dure 3 années, divisée en 6 semestres de 20 semaines chacun, soit 4 200 heures.
- Au total, 2 100 heures sont consacrées à la formation théorique (à l'IFSI) – cours magistraux, travaux dirigés et travail personnel guidé – et 2 100 heures à la formation clinique (dans les lieux de stages).
- L'enseignement est dispensé sur la base de 35 heures par semaine.

3 L'organisation des études

A| Les unités d'enseignement (UE)

- Des unités d'enseignement ont été ciblées pour souligner l'importance des connaissances en matière de réflexion clinique pour les infirmiers. Le programme se décompose en 6 champs d'unités d'enseignement :
  - UE 1 : Sciences humaines, sociales et droit ;
  - UE 2 : Sciences biologiques et médicales ;
  - UE 3 : Sciences et techniques infirmières : fondements et méthodes ;
  - UE 4 : Sciences et techniques infirmières : interventions ;
  - UE 5 : Intégration des savoirs et posture professionnelle infirmière ;
  - UE 6 : Méthodes de travail.
- Les unités d'enseignement (UE) sont définitivement acquises et capitalisables dès lors que l'étudiant a obtenu la moyenne à chacune d'entre elles.

B| Les compétences

Un référentiel de compétences a été établi, il s'articule autour de 10 compétences.

1| Cinq compétences qui constituent le « cœur de métier »

1. Évaluer une situation clinique et établir un diagnostic dans le domaine des soins infirmiers.
2. Concevoir et conduire un projet de soins infirmiers.
3. Accompagner une personne dans la réalisation de ses soins quotidiens.
4. Mettre en œuvre des actions à visée diagnostique et thérapeutique.
5. Initier et mettre en œuvre des soins éducatifs et préventifs.

2| Cinq compétences « transverses », communes à plusieurs professions paramédicales

1. Communiquer et conduire une relation dans un contexte de soins.
2. Analyser la qualité des soins et améliorer sa pratique professionnelle.
3. Rechercher et traiter des données professionnelles et scientifiques.
4. Organiser et coordonner des interventions soignantes.
5. Informer et former des professionnels et des personnes en formation.

Pour obtenir le diplôme dans sa totalité, l'étudiant doit être évalué et certifié sur ces 10 compétences.

C| Les stages

- L'accent est mis sur l'auto-évaluation.
- Les stages sont au nombre de 6, soit 1 par semestre :
  - 1 stage de 5 semaines au premier semestre ;
  - 4 stages de 10 semaines aux semestres 2, 3, 4 et 5 ;
  - 1 stage de 15 semaines, scindé en 2 au cours du 6e semestre.
- Il est obligatoire d'effectuer au moins l'un d'entre eux dans chacun des 4 domaines suivants :
  - soins de courte durée (personnes hospitalisées dans des établissements publics ou privés, dans des unités de médecine, chirurgie, obstétrique…) ;
  - soins en psychiatrie (personnes hospitalisées ou non pour des problèmes de psychiatrie ou de santé mentale) ;
  - soins de longue durée (personnes qui requièrent des soins continus dans le cadre d'un traitement ou d'une surveillance médicale, en établissement dans un but de réinsertion, ou une surveillance constante et des soins d'entretien en hébergement) ;
  - soins sur les lieux de vie : domicile, travail… (personnes qui se trouvent dans leur lieu habituel de vie ou qui font appel à des structures peu ou pas médicalisées : secteur libéral, entreprise, école, établissement pénitentiaire…).
- La durée de présence en stage est de 35 heures par semaine. Ce sont les responsables du lieu de stage qui organisent les horaires.
- Chaque élève reçoit un portfolio (livret) qui l'accompagne en stage durant les 3 ans et qui sert à mesurer sa progression centrée sur l'acquisition des compétences, des activités et des actes infirmiers.
- Les stages sont indemnisés : 23 euros par semaine en 1re année, 30 euros en 2e année et 40 euros en 3e année.

4 L'obtention du diplôme

- Le système de notation universitaire donne lieu à l'attribution de crédits conformément au système européen de transfert de crédits « *European Credits Transfer System* » (ECTS).
- La formation est sanctionnée par un diplôme d'État et donne accès au grade de licence validé par l'obtention de 180 crédits européens, soit 30 crédits à obtenir à chaque semestre soit directement, soit en session de rattrapage.
- À la fin de la 3e année, les étudiants qui n'ont pas obtenu 180 crédits sont autorisés à se présenter une nouvelle fois pour valider les unités d'enseignement manquantes ou les éléments des compétences en stage manquants. Les modalités de leur rattrapage sont organisées par l'équipe pédagogique de chaque IFSI.

- Le jury régional se prononce au vu de l'ensemble du dossier de l'étudiant. Ce dernier comporte :
  - la validation de l'ensemble des unités d'enseignement en institut ;
  - la validation de l'acquisition de l'ensemble des compétences en stage ;
  - la validation des actes, activités ou techniques réalisées en situation réelle (lors des stages) ou simulée (en institut de formation).

5 Questions pratiques

A| Les études sont-elles payantes ?

- Un droit d'inscription universitaire annuel est à prévoir ainsi que l'obligation de prendre une couverture sociale.
- Les frais de scolarité sont gratuits dans les instituts publics. Les frais de fourniture sont variables en fonction des IFSI. À cela, il faut ajouter les tenues hospitalières, les chaussures et d'éventuels livres à acheter pour faciliter l'assimilation des connaissances.

B| Le travail personnel à fournir est-il important ?

- Le travail personnel complémentaire est estimé à 300 heures par an. Il faut préparer des rétroplannings pour bien organiser ses études.
- Il faut apprendre les cours par cœur, réaliser des fiches et faire des exercices régulièrement.
- Le mémoire de fin d'études est un travail de grande ampleur pour lequel une bonne méthodologie est indispensable.
- Tout au long des 3 années, les étudiants doivent relier la théorie et la pratique.

C| Y-a-t-il de l'anglais au programme ?

Oui, c'est une unité d'enseignement qui est évaluée au même titre que les autres et qui vise à donner aux étudiants des bases d'anglais dans le domaine de la santé et des soins :
- vocabulaire professionnel courant ;
- expression anglaise ;
- lecture et traduction d'articles professionnels.

4 DÉFINIR SON PROJET PROFESSIONNEL

Vous avez approfondi ce qu'est exactement le métier d'infirmier et comment se déroulent les 3 années d'études. Vous devez maintenant déterminer si ce métier est bien celui que vous voulez exercer et pour quelles raisons : c'est en effet ce que vous devez exposer dans votre lettre de motivation et pendant l'entretien. Le questionnement du jury portera sur ces questions qu'il faut donc travailler en amont.

1 Quel est l'origine de mon projet ?

Il est indispensable que vous vous interrogiez sur votre parcours, que vous fassiez un bilan de votre expérience professionnelle, que vous alliez chercher au fond de vous les raisons qui vous poussent à présenter cet examen.

A| Se poser les bonnes questions

Posez-vous des questions :

- est-ce un domaine qui vous passionne depuis que vous êtes enfant ?
- est-ce un choix lié à vos centres d'intérêt ?
- avez-vous été guidé par des amis ou des proches qui vous ont parlé de ce domaine d'études et de ses débouchés ?
- avez-vous le projet de devenir puériculteur ou de travailler en bloc opératoire et vous savez qu'il faut d'abord être infirmier ?

B| Identifier ses motivations

- Les raisons de vos motivations peuvent être nombreuses, il faut juste **savoir les identifier**.

TÉMOIGNAGE

Paroles de candidat

Camille, 19 ans

J'ai envie d'être infirmière pour diverses raisons. La première, c'est la diversité des soins que je vais pouvoir dispenser ; que ce soit des soins relationnels tels que rassurer les patients, leurs proches, leur expliquer leur traitement, ou les soins techniques comme la pose de perfusion, les pansements. De plus, la formation en IFSI a deux avantages importants qui me plaisent également : elle allie la théorie (cours et TD à l'IFSI) à la pratique qu'on effectue pendant les stages et en travaux pratiques. Il est possible aussi de se spécialiser, chose à laquelle je pense sérieusement.

- Voici quelques pistes pour vous aider : une de ces 3 situations vous correspond peut-être.
  - Vous savez à partir de quel moment, de quel événement, vous avez décidé que vous seriez infirmier.

TÉMOIGNAGE

Paroles de candidat

Karim, 25 ans

Plusieurs raisons me motivent à vouloir exercer ce métier. Tout d'abord, il y a le fait de pouvoir dispenser des soins techniques très variés, des soins éducatifs, tous ceux que je n'ai pas le droit de faire en tant qu'aide-soignant. Mais aussi, avoir un rôle propre, assurer la prise en charge globale du patient et non plus un soin délégué.

  - Vous avez un parent proche, un ami qui exerce ce métier et qui vous en parle depuis longtemps et vous avez toujours voulu faire comme lui. Il faut vraiment être convaincant car on ne choisit pas un métier comme celui-là par mimétisme. Vous allez devoir identifier vos propres motivations.
  - Vous l'avez toujours su, c'est une évidence mais vous ne retrouvez pas le fait, le moment précis qui a déclenché cette volonté d'être infirmier. Dans ce cas, il vaut mieux éviter de parler de « vocation » (car vous ne seriez pas assez précis) mais plutôt définir ce qui vous attire dans ce métier : le côté relationnel, les soins, la technicité, la possibilité d'évolution, etc. Vous pouvez vous servir de toutes les informations que vous avez recueillies dans les fiches précédentes sur le métier et la formation afin d'étayer vos propos.

TÉMOIGNAGE

Paroles de candidat

Léa, 20 ans

C'est un métier très technique, qui demande une grande responsabilité, qui va me permettre de m'épanouir énormément, même si je sais que cela ne sera pas toujours facile. J'aime le fait que ce métier offre une grande diversité de choix de professionnels : on peut travailler dans tous les secteurs médicaux, à l'hôpital ou en libéral (bien que je sois plus intéressée par l'hôpital).

MÉTHODE

Il n'existe pas de bonne ou de mauvaise raison. Vous devez être capable de l'expliquer devant un jury sans vous laisser envahir par l'émotion :
- si la raison est beaucoup trop personnelle ou douloureuse, il vaut mieux ne pas en parler précisément. Le jury évalue également chez le candidat sa capacité à maîtriser ses émotions ;
- si c'est à la suite d'une discussion avec un infirmier, du visionnage d'un documentaire ou d'un film, il faut être précis et savoir définir exactement ce qui vous a attiré vers ce métier et pour quelles raisons.

2 Ce qui m'attire dans ce métier ?

- Vous devez être capable de définir et d'expliquer ce qui vous attire dans ce métier et vous pousse à vous présenter.
- Vous avez toujours voulu faire ce métier mais les circonstances de la vie vous ont obligé à suivre un cursus plus court et vous avez préféré passer d'abord par le diplôme d'AS/AP. Ou bien, au contraire, c'est en travaillant auprès des infirmiers que vous avez découvert ce métier et qu'est né votre désir ? Vous voulez expérimenter le côté soin et technicité de cette profession ; vous avez toujours travaillé en crèche ou en EPHAD et souhaitez connaître le milieu hospitalier ? Vous souhaitez évoluer professionnellement, avoir plus de responsabilités et c'est une évidence pour vous ?
- Si vous venez d'un secteur totalement étranger au milieu médical, est-ce :
  - la formation : l'alternance entre stages et théorie, la durée des études, la diversité des contenus, le fait de côtoyer l'univers hospitalier... ?
  - le métier : le côté relationnel, le travail en équipe, la diversité des soins, la technicité, l'aide apportée aux autres, la possibilité des différents lieux d'exercice, l'existence de diverses spécialisations... ?

- Réfléchissez bien à vos réponses : il faut que le jury perçoive réellement ce que vous ressentez. Ne cherchez pas à mettre en avant des motivations que vous n'avez pas, le jury s'en apercevrait.
- Soyez sincère et montrez que vous êtes intéressé par les études et le métier.

TÉMOIGNAGE

Paroles de candidat

Luc, 30 ans

« Je n'ai pas de projet bien défini, j'attends de voir durant les stages pour me forger une idée concrète de ce que pourrait être le métier dans tel ou tel service. Néanmoins, j'ai un penchant pour la psychiatrie et la gérontologie, mais j'aimerais aussi voir durant un de mes stages le métier d'infirmier en milieu carcéral, car c'est un poste qui me paraît intéressant. »

3 Dans quel secteur d'activité ai-je envie de travailler ?

- Avez-vous déjà réfléchi à ce que vous aimeriez faire si vous deveniez infirmier ? Avez-vous déjà un souhait ou vous donnez-vous le temps de la formation pour découvrir toutes les facettes du métier ?
- Si vous voulez vous spécialiser ensuite, sachez qu'il faut d'abord être infirmier, et parfois acquérir de l'expérience professionnelle, avant d'intégrer un institut de formation pour devenir puériculteur (IPDE), pour travailler en bloc opératoire (IBODE) ou pour être infirmier anesthésiste (IADE).
- Il est donc indispensable que vous sachiez vous projeter dans cette nouvelle identité professionnelle et pour cela, il faut bien connaître le champ d'activité de cette profession.

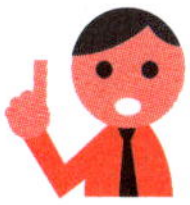

CONSEIL

Ne vous lancez pas dans de grandes explications théoriques : soyez précis. Il est inutile de nier les difficultés, les contraintes et la pénibilité du travail, l'ensemble des propos doit être réaliste et cohérent.

TÉMOIGNAGE

Paroles de candidat

Marine, 22 ans

J'ai pour projet de me spécialiser. Je pense à puéricultrice. J'ai travaillé auprès d'enfants en tant qu'auxiliaire de puériculture : j'aime chez eux leur côté spontané, franc et insouciant. J'ai conscience qu'à l'hôpital, je vais découvrir le soin à l'enfant et que ça risque d'être difficile, mais j'ai besoin d'évoluer au niveau des connaissances et au niveau professionnel, même si je ne suis pas sûre de faire une carrière à l'hôpital. Mais ça reste un projet et donc il n'est pas encore certain.

4 Qu'est-ce que j'attends de cette formation ?

- Consultez et lisez attentivement l'organisation et la durée des études, tous les thèmes qui seront abordés et les différents stages que vous devrez effectuer.
- Votre choix doit être réfléchi : prenez conscience de l'investissement en travail et en temps que cela va vous demander.

5 Comment choisir l'IFSI ?

- Prenez en compte la distance entre l'institut de formation que vous avez choisi et votre domicile (les temps de trajet longs peuvent avoir une incidence sur votre formation).
- Consultez le projet pédagogique de l'IFSI dans lequel vous postulez et informez-vous sur l'institut (réputation, nombre d'étudiants par promotion, partenariat avec l'université…).

5 ORGANISER SA PRÉPARATION

Vous allez présenter un examen qui mobilise beaucoup de connaissances : vous devez donc bien vous préparer. La somme de connaissances que vous devez acquérir ou revoir est très importante.

1 Identifiez le travail qui vous attend

- Mobilisez vos connaissances sur les grands thèmes sanitaires et sociaux en construisant des fiches que vous réviserez dans un second temps.
- Intégrez une méthodologie vous permettant de répondre aux questions en argumentant.
- Programmez les révisions des notions de base de mathématiques. Pour cela, repérez vos points forts et vos points faibles et adaptez vos révisions en fonction.

2 Identifiez le temps dont vous disposez

- Identifiez d'abord le lieu où vous allez pouvoir vous isoler. Ce choix (lieu calme où vous ne serez pas dérangé) a une incidence sur votre planning.
- Planifiez votre préparation en fonction du temps qui vous sépare de l'examen et du temps dont vous disposez dans la semaine.
- N'oubliez pas d'inclure vos jours de récupération et vos jours de congés.
- Choisissez des créneaux de travail réalisables, où vous êtes sûr de pouvoir vous dégager du temps.

- N'hésitez pas à déléguer, si vous le pouvez, une partie du ménage, les sorties des enfants… La famille doit être mise à contribution ! Il s'agit d'un projet important et le soutien de vos proches est essentiel.
- Si vous avez des enfants à la maison, il est peut-être intéressant d'aller travailler dans une bibliothèque ou, si personne ne peut s'occuper de vos enfants le week-end, vous pouvez envisager de poser vos repos en semaine, pendant qu'ils sont à l'école.

3 Mobilisez vos connaissances et vos savoirs

A| Recherchez l'information

1| Internet

Véritable mine de renseignements, Internet peut toutefois rassembler le pire comme le meilleur ! Il faut donc être vigilant sur la pertinence des sites visités. L'intérêt est de pouvoir copier des liens et/ou des pages et y revenir ensuite facilement.

Quelques liens sont à privilégier pour vos recherches dans les domaines sanitaires et sociaux : www.sante.gouv.fr, www.anrs.fr, www.sida-info-service.org, www.fondationdefrance.org, www.drees.sante.gouv.fr, www.ivns.sante.fr, www.vie-publique.fr, www.planning-familial.org, www.developpement-durable.gouv.fr, www.social-sante.gouv.fr, www.education.gouv.fr.

2| La télévision et la radio

Les débats, les émissions médicales, certaines interviews et les journaux télévisés peuvent apporter une information récente et de qualité. Certaines émissions de radio relaient des témoignages intéressants, notamment lorsqu'il s'agit d'auditeurs faisant part de leurs questionnements.

3| Les magazines spécialisés et les journaux

Ils traitent pour la plupart de sujets d'actualité et sont parfois constitués de dossiers sur des thèmes bien précis. Les brochures en libre consultation chez les médecins ou dans les pharmacies sont également de bonnes sources d'information sur des sujets précis.

B| Élaborez des fiches thématiques

1| Identifiez les thèmes

Trois grandes thématiques sont à travailler en priorité : les grands thèmes sanitaires, les grands thèmes sociaux et les thèmes d'actualité sanitaire et sociale. Voici quelques exemples de thèmes appartenant à ces grandes thématiques. Vous pouvez bien sûr en trouver d'autres, notamment sur l'actualité.

a. Les thèmes à dominante sanitaire

Le cancer, le Sida, les infections associées aux soins (anciennement appelées nosocomiales), l'hygiène, le Covid-19, le diabète, la maladie d'Alzheimer, les accidents vasculaires cérébraux (AVC), l'acharnement thérapeutique, le handicap, l'alcoolisme, le tabagisme, les toxicomanies, l'avortement, le tatouage et les piercings chez les jeunes…

b. Les thèmes à dominante sociale

Le chômage, la pollution, l'éducation et la scolarisation, la délinquance, l'illettrisme, la discrimination, les violences faites aux femmes, la maltraitance, la parité hommes-femmes, le suicide chez les jeunes, la violence chez les jeunes…

c. Les thèmes d'actualité

La théorie du genre, la réforme des études, le Ségur de la santé, l'homoparentalité, le vieillissement de la population, l'immigration, l'assistance médicale à la procréation (AMP), l'épuisement au travail…

2| Préparez les fiches

Une fois ces grands thèmes identifiés, il convient de réaliser une fiche par thème en synthétisant les informations trouvées. Utilisez de préférence une fiche cartonnée sur laquelle vous écrirez :

- le titre du thème en gros ;
- la définition ;
- les caractéristiques (facteurs de risques, conséquences, effets et risques…) ;
- les dates importantes ou les chiffres récents dans un tableau pour plus de lisibilité (croisez les infos, surtout les dates et les statistiques, en vérifiant différentes sources) ;
- l'actualité la plus récente ou l'émission de télé ou de radio qui s'y rattache ;
- la législation ;
- les moyens de prévention, les solutions ou les perspectives ;

IMPORTANT

Notez toujours la source d'information ainsi que les autres fiches qui peuvent avoir un lien avec celle-ci. Vos fiches doivent être très synthétiques. C'est en les élaborant que vous retiendrez le plus d'informations.

MÉTHODE

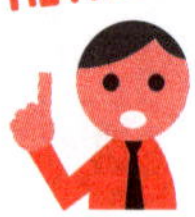

Pour chaque thème, interrogez-vous : avez-vous un avis personnel sur la question ? Quel que soit le sujet, il y a toujours des arguments pour et des arguments contre. Même s'ils sont à l'opposé de vos valeurs, montrez que vous gardez l'esprit ouvert et critique. Interrogez-vous !

4 Planifiez vos révisions

- Établissez un rétroplanning à partir du jour précédant l'examen jusqu'au jour où vous allez commencer à réviser.
- Notez-y d'abord toutes les périodes de travail que vous avez identifiées.
- Pensez à garder une journée ou une demi-journée pour l'intendance de votre maison/famille.
- Établissez ensuite votre emploi du temps en notant pour chaque créneau de révision le contenu de ce que vous allez étudier.

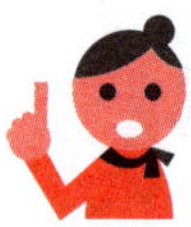

CONSEIL

Si vous travaillez par journées entières, mettez tout le travail de réflexion plutôt le matin et le travail de recherche ou de révision l'après-midi.

5 Tenez-vous à l'organisation décidée

- C'est très dur de se tenir à un emploi du temps. On a toujours mille choses « très importantes » à faire, qui nous empêchent de nous mettre à notre table de travail. Il faut vous donner les moyens d'y parvenir.
- Prévenez votre famille et vos amis. Affichez votre planning à la vue de tous !
- Mettez votre téléphone en mode avion, et non sur vibreur. C'est si tentant de jeter un coup d'œil à un message reçu ou à une alarme qui vibre...
- Si vous le pouvez, quittez votre domicile, allez dans une bibliothèque, vous ne serez pas parasité par tout votre environnement et les contraintes qui peuvent exister.

6 Faites des points réguliers

- Il faut savoir où vous en êtes, si le planning choisi est cohérent. N'hésitez pas à le modifier en fonction de vos avancées ou de votre retard.
- N'attendez pas pour identifier ce qui vous gêne ou vous empêche de travailler.

- Changez de méthode de travail si vous ne vous sentez pas efficace.
- Si vous ne retenez pas suffisamment en lisant, essayez d'apprendre à haute voix.
- Il faut que vous trouviez votre propre méthode de révision.

7 Motivez-vous

- Mettez-vous dans une tenue confortable, prévoyez du thé, du café, une gourde. Faites-en un moment agréable, un moment pour vous.
- Même si c'est fastidieux et que cela vous demande beaucoup d'efforts, dites-vous que vous travaillez pour vous, pour atteindre votre objectif, pour évoluer professionnellement et personnellement et qu'au bout se trouve la réussite !

8 Ne vous malmenez pas

- Autorisez-vous des pauses dans la journée ou la demi-journée.
- Gardez toujours un temps pour vous dans la semaine.
- Ne forcez pas. Quand vous avez l'impression de ne plus rien arriver à absorber, allez vous promener, aérez votre esprit.
- L'hygiène de vie a une grande importance sur les performances cérébrales, ne l'oubliez pas :
  - dormez suffisamment pour aider votre cerveau à mémoriser ;
  - mangez équilibré et à des heures régulières, évitez les excitants ;
  - si vous avez l'habitude de faire du sport, ne l'arrêtez pas complètement.
- La veille de l'examen, ne faites pas de dernières révisions. Changez-vous les idées avec un bon film par exemple. Il faut laisser votre cerveau se reposer. Mais ne vous couchez pas trop tard !

9 Préparez-vous également pour le grand jour

- Ne laissez pas passer la date de renvoi de votre dossier d'inscription, notez-la en rouge sur votre agenda.
- Préparez dans une pochette, dès que vous la recevez, votre convocation ainsi que les documents demandés. Collez un papier dessus pour penser à y ajouter la veille de l'examen votre carte d'identité.
- Repérez votre trajet, estimez votre temps de transport et calculez l'heure à laquelle vous devrez partir de chez vous (les retardataires sont refusés).

- Préparez une trousse avec différents stylos, crayons, gommes, effaceurs, surligneurs (les calculatrices sont interdites), un paquet de mouchoirs (le stress peut provoquer des sueurs gênantes) et une petite bouteille d'eau.
- Le matin de l'examen, prenez un petit-déjeuner, vous aurez besoin de force et d'endurance. Si rien ne passe, emportez une banane ou une barre de céréales avec vous.
- Partez suffisamment tôt pour arriver à l'heure, voire un peu en avance, vous aurez le temps de repérer les différentes salles, d'aller aux toilettes si besoin.
- Mettez votre portable en mode avion : il n'est rien de plus dérangeant pour l'ensemble des candidats qu'un portable qui vibre ou, pire, qui sonne pendant les épreuves.

FAITES LE POINT !

Exercice 1 La sélection

1. Combien y a-t-il d'épreuves ?

❑ A. 2
❑ B. 3
❑ C. 4

2. Quelles sont les conditions pour le présenter ?

❑ A. Avoir travaillé et cotisé au moins 3 ans
❑ B. Avoir le diplôme AP ou AS depuis au moins 3 ans
❑ C. Avoir au moins 17 ans

3. En quoi consiste la sélection ?

❑ A. Une épreuve écrite de type QCM et un entretien
❑ B. Une épreuve de mathématiques
❑ C. Une épreuve écrite et un entretien oral

4. Quelle note faut-il avoir pour être admis ?

❑ A. 10/20
❑ B. 15/30
❑ C. 20/40

5. Des connaissances numériques sont indispensables pour cet examen.

❑ A. Vrai
❑ B. Faux

Exercice 2 La formation

1. Les études d'infirmier durent 3 ans.

❑ A. Vrai
❑ B. Faux

2. Tous les cours sont dispensés à l'université.

❑ A. Vrai
❑ B. Faux

3. Le diplôme d'État d'infirmier confère le grade de licence.

❏ A. Vrai
❏ B. Faux

4. Le diplôme d'infirmier est un diplôme européen.

❏ A. Vrai
❏ B. Faux

5. Pendant la formation, il y a aussi des cours :

❏ A. de langue des signes
❏ B. d'anglais
❏ C. d'ergonomie

6. La dernière réforme des études date de :

❏ A. 2012
❏ B. 2009
❏ C. 2000

7. Le référentiel infirmier comporte 8 compétences.

❏ A. Vrai
❏ B. Faux

Exercice 3 Le métier

1. L'infirmier peut effectuer des actes médicaux.

❏ A. Vrai, il les exécute en accord avec le médecin
❏ B. Faux, il doit se référer à son rôle propre

2. L'infirmier peut travailler où il veut dès l'obtention de son diplôme.

❏ A. Vrai, dans tous les secteurs d'activité
❏ B. Faux, il ne peut pas travailler en libéral

3. Quelles sont les perspectives d'évolution ?

❏ A. Se spécialiser en pédiatrie ou en bloc opératoire
❏ B. Devenir cadre de santé
❏ C. Intégrer la filière administrative grâce au grade de licence

4. Quelles sont les conditions de travail du métier d'infirmier ?

❏ A. Le travail se fait en équipe pluridisciplinaire
❏ B. Les horaires de travail sont souples
❏ C. Les temps de transmission peuvent être supprimés si le temps de travail est dépassé
❏ D. La manutention de patients parfois lourds

CORRIGÉS

Exercice 1

1. A
2. A et C
3. C
4. C
5. A

Exercice 2

1. A
2. B
3. A
4. A
5. B et C
6. B
7. B

Exercice 3

1. B
2. B
3. A et B
4. A et D

Partie 2
PRÉPARER SON DOSSIER

1. Les éléments du dossier
2. Le *curriculum vitae* (CV)
3. La lettre de motivation

1 LES ÉLÉMENTS DU DOSSIER

Vous avez retiré dans l'IFSI de votre choix ou téléchargé sur son site internet la fiche d'inscription dans laquelle seront indiquées toutes les formalités à accomplir et notamment les dates des épreuves écrites et orales. Lisez bien la notice d'information qui l'accompagne : vous devrez **renvoyer votre dossier avant une date limite**.

1 Les éléments

Ce dossier doit être préparé avec beaucoup de soin. Pour preuve, l'annulation de toutes les épreuves écrites et orales, lors du confinement en 2020, a obligé tous les IFSI qui n'avaient pas encore eu le temps de faire passer ces épreuves à effectuer la sélection sur la seule base de ce dossier.

TÉMOIGNAGE

Paroles de candidat

Clémence, 25 ans

Pour multiplier nos chances, il faudrait pouvoir passer les épreuves dans plusieurs IFSI. Malheureusement, les dates sont communes dans tous les IFSI de la région, donc il faut choisir. Il faudrait pouvoir changer de région !

L'examen de votre dossier se fait à partir de différents éléments.

A| La fiche d'inscription

- La fiche doit être **remplie et signée**. Vous devez :
  - indiquer l'IFSI que vous choisissez en choix n° 2 ;

  - indiquer si vous acceptez ou non la publication de votre nom sur les listes informatiques ;
  - fournir une photo, des enveloppes affranchies et le règlement de vos droits d'inscription (vous ne les payez qu'une fois dans votre choix n° 1 et ils ne sont pas remboursables).
- Dans certains IFSI, vous devrez remplir une **fiche renseignant votre financement** : si vous serez pris en charge par votre employeur ou si vous avez déjà effectué des démarches auprès d'un organisme paritaire collecteur agréé tel que Fongecif, OPCA ou ANFH ou bien si vous envisagez un financement personnel.
- Il existe différents dispositifs d'aides financières :
  - le **projet de transition professionnelle** (ancien congé individuel de formation – CIF), ouvert aux salariés du privé, permet de maintenir tout ou partie de son salaire pendant une durée donnée ;
  - le **congé de formation professionnelle**, accessible aux personnes ayant travaillé dans la fonction publique hospitalière, ouvre droit à une indemnité mensuelle ;
  - le **dispositif des études promotionnelles** permet de se voir financer ses études d'infirmier en échange d'un engagement de servir dans l'établissement.

B | La photocopie d'une pièce d'identité

- La photocopie doit être recto verso et, suivant l'IFSI, doit être datée, signée et comporter la mention « J'atteste la conformité à l'original de la présente copie ».
- Sont considérées comme pièces d'identité dans les concours : le **passeport**, la **carte nationale d'identité** (CNI) et le **permis de conduire**. Ils doivent avoir votre photographie et être en cours de validité. Depuis le 1er janvier 2014, la CNI est valide 15 ans. En cas de perte ou de vol, vous pouvez présenter le récépissé de la déclaration de vol ou de perte.
- Pour les **ressortissants étrangers**, il peut être toléré un **titre de séjour valide** qui devra être renouvelé pendant la formation si besoin. Renseignez-vous lorsque vous retirez votre dossier.

C | Les certificats d'employeurs

Il s'agit de **toutes les attestations de travail** délivrées par vos employeurs, relevés de carrière justifiant de vos 3 années de cotisation à un organisme de protection sociale en France.

D | Le(s) diplôme(s) obtenu(s)

Préparez une photocopie de tous vos diplômes même s'ils ne présentent aucun lien avec le métier d'infirmier.

E| L'attestation(s) de formation

Photocopiez également les attestations des formations continues que vous avez suivies.

F| Un CV et une lettre de motivation

Voir fiches 2 et 3 de cette partie.

2 L'envoi du dossier

- Il s'agit d'un **envoi postal**, le cachet de la Poste faisant foi. Il est conseillé un envoi en recommandé avec accusé de réception.
- Si vous n'avez pas reçu de réponse 15 jours avant la date des épreuves, appelez l'institut pour vérifier à quelle date les envois de convocation ont eu lieu.

TÉMOIGNAGE

Paroles de jury

« Ce dossier est la première impression que nous aurons du candidat et, en fonction de ce que nous lirons, nous noterons des éléments à vérifier, à faire confirmer. Nous pouvons ressentir un certain dynamisme qui se dégage de la lettre ou, au contraire, une motivation peu présente qu'il faudra alors questionner. Le soin apporté à ce dossier est en effet très révélateur. »

2 LE *CURRICULUM VITAE* (CV)

Pour préparer un CV, il faut lister tous les éléments de vos parcours scolaire et professionnel. Ces éléments seront ensuite inscrits de façon chronologique, afin d'élaborer votre lettre de motivation (voir fiche 3), de préparer votre présentation et les questions du jury (voir partie 4).

Interrogez-vous : réfléchissez à votre personnalité, à votre potentiel. Ce qui importe au jury, c'est votre capacité à donner du sens à votre vie et aux événements qui l'ont marquée, à interpréter vos expériences quelles qu'elles soient et à les relier entre elles pour donner une certaine cohérence à l'ensemble de votre projet professionnel.

1 Les rubriques du CV

A| Votre parcours scolaire

- Mettez en valeur les points forts de votre cursus même dans un domaine qui n'a rien à voir avec le métier d'infirmier. Quelles que soit vos études, vous avez dû apprendre à suivre pendant des cours, à préparer des fiches, à vous organiser dans vos révisions.
- N'hésitez pas à analyser vos échecs, les interruptions d'études ou les changements d'orientation. Tout ce qui vous est arrivé durant votre parcours scolaire (que vous l'ayez subi ou décidé) intéresse le jury.

IMPORTANT

L'objectif du jury est de s'assurer que vous savez tirer parti de vos échecs, et que vous êtes capable de vous remettre en question, d'accepter de parler d'une difficulté et de dire ce que cela vous a appris.

TÉMOIGNAGE

Paroles de candidat

Jérémy, 24 ans

Je n'avais jamais fait de CV auparavant. C'est vrai que ce n'est pas évident, mais cela oblige à faire un retour sur tout ce qu'on a fait jusqu'à aujourd'hui et, en fait, c'est plutôt sympa à faire. On voit tout le chemin qu'on a parcouru ! J'ai fait plein de petits boulots et même si ils n'ont pas de rapport avec le soin, j'ai dévleoppé des compétences.

B| Votre parcours professionnel

- **Tous les emplois** que vous avez occupés ont enrichi votre expérience professionnelle, et ce, quel que ce soit le domaine. Vous avez forcément développé des compétences qui ont un lien avec les compétences attendues d'un infirmier.

Exemples

- Si vous avez étudié le droit, cela a pu vous apporter de la rigueur, un grand sens de l'organisation et des connaissances juridiques qui pourront vous servir.
- Si vous avez suivi des études de psychologie, vous avez développé des compétences en analyse de situations.
- Si vous avez travaillé dans la vente, vous avez acquis une adaptabilité relationnelle.
- Si vous étiez aide-soignant, vous maîtrisez le travail en équipe et vous connaissez le milieu médical.

- N'oubliez pas de mentionner vos **emplois saisonniers**, vos emplois occupés les soirs, les week-ends. Mettez-les en valeur, reliez-les avec le domaine médical. Montrez au jury que êtes capable de tirer un enseignement de toutes vos expériences.
- Si vous avez l'expérience du **bénévolat**, surtout n'oubliez pas d'en parler, que ce soit pour une association, du sport, des accompagnements, lors de manifestations ponctuelles, etc.
- C'est la somme de toutes ces expériences qui a construit l'adulte et donc le candidat que vous êtes, cherchez bien le fil qui relie tous ces événements de votre vie et rattachez-le à ce métier pour lequel vous postulez.
- Chacune de ces expériences vous a apporté des compétences comme le sens de l'équipe, l'entraide, le sens des responsabilités…

C| Vos formations effectuées en cours d'emploi

- Toutes les formations, qu'elles soient obligatoires ou que vous les ayez demandées, vous ont apporté des connaissances, une réflexion sur vos pratiques professionnelles, voire une approche différente de vos collègues, des usagers, patients ou résidents en fonction du secteur dans lequel vous avez travaillé.
- Essayez de relier les plus récentes ou les plus importantes avec le métier pour lequel vous voulez entrer en formation.

D| Vos activités de sport et/ou loisirs

- Listez aussi vos passions, vos loisirs culturels ou sportifs, ce qui vous anime et vous procure de la détente, du plaisir.
- Le jury apprécie les candidats qui savent s'enthousiasmer. En revanche, soyez synthétique. Ne consacrez pas tout votre temps à ce thème. Vous ne devez pas non plus énumérer une liste trop longue d'activités que vous aimez faire : citez juste ce qui vous tient le plus à cœur.

E| Vos compétences particulières

Langues étudiées, parlées, lues, écrites ; connaissances en informatique, maîtrise des logiciels (Word, Excel, Power Point…), etc.

2 Un exemple de CV

BALINE Marie
22, rue du Chaudron
13 240 Tourne
06 00 00 00 00
marie.baline@gmail.com

COMPÉTENCES GLOBALES

- Qualités relationnelles
- Qualités d'organisation
- Grande capacité d'adaptation

EXPÉRIENCES PROFESSIONNELLES

- 11/2015 à 06/2020 : aide-soignante Maison St jean
- 09/2012 à 10/2014 : aide-ménagère à domicile chez M. FAREZ
- 01/2011 à 08/2012 : vendeuse dans un magasin de vêtements d'enfants
- 09/2009 à 12/2010 : vendeuse en boulangerie

FORMATION EN COURS D'EMPLOI

- 2019 : « La bientraitance au travail », par le cabinet xx
- 2017 : « Le gestion du stress », par l'organisme xx

PARCOURS SCOLAIRE ET DIPLÔMES

- Année 2015 : DEAS
- Année 2014/2015 : IFAS de Tourne
- Année 2006/2009 : lycée de Tourne

INFORMATIONS COMPLÉMENTAIRES

- 29 ans
- Permis B, possède un véhicule
- Maîtrise informatique des logiciels Word, Excel et Power Point
- Connaissance des logiciels photos
- Sportive : natation 1 à 2 fois par semaine
- Musicienne occasionnelle (flûte)
- Italien parlé

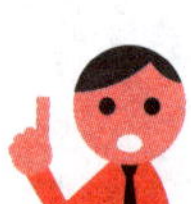

CONSEILS
- Vous pouvez ajouter une photo.
- N'oubliez pas de vérifier qu'il n'y a pas de fautes d'orthographe.

3 LA LETTRE DE MOTIVATION

À partir des éléments que vous avez déterminés pour établir le CV, vous pouvez rédiger votre lettre de motivation.

1 Le contenu de la lettre

- Celui-ci vous appartient : il doit prouver au jury votre détermination à devenir infirmier. Il faut donc lui donner envie de vous rencontrer, et votre personnalité doit transparaître.
- Quelques éléments doivent figurer dans la lettre :
  - votre **métier actuel** et la fonction que vous avez, les compétences que vous y avez développées et qui pourront vous servir dans votre futur métier ;
  - les **formations** que vous avez suivies ;
  - l'origine de votre désir de devenir infirmier ;
  - la raison, s'il y en a une, pour laquelle vous choisissez cet IFSI ;
  - ce qui vous attire dans cette formation.
- Si vous avez un projet professionnel très précis, n'hésitez pas à l'écrire.

MÉTHODE

- Soyez précis, concis (la lettre doit faire entre 2 et 4 pages maximum).
- Soyez intéressant : vos idées doivent se succéder logiquement et avoir du sens.
- Faites des paragraphes et, à la fin, relisez-vous et faites-vous relire pour vérifier que les personnes comprennent bien ce que vous voulez dire.
- Et surtout vérifiez votre orthographe et votre grammaire.

2 La forme de la lettre

Elle doit être manuscrite, respecter une présentation bien définie et s'adresser au directeur ou à la directrice de l'institut (voir modèle ci-dessous).

Exemple de présentation de lettre de motivation

Nom, Prénom
Adresse
Code postal, ville
Téléphone
Courriel

Ville, le (date)

Nom de l'établissement
À l'attention de (civilité) Nom, titre
Adresse
Code postal, ville

Objet : candidature pour les épreuves de sélection en IFSI

Madame, Monsieur,

J'ai l'honneur de... « présenter ma candidature », « postuler pour avoir la chance d'être accepté dans votre institut », « de vous soumettre mon dossier de candidature »

« Depuis de nombreuses années, je souhaite... » ; « J'ai depuis longtemps le souhait de devenir... »

[Expliquez pourquoi vous souhaitez exercer ce métier.]

« J'ai fait des études de... », « Actuellement en classe de... », « J'ai eu le diplôme de... il y a... » ou « Je travaille actuellement... », « Dans mon métier actuel... »

[Faites des liens avec le futur métier, mettez en avant les compétences que vous avez développées.]

« Je suis conscient du travail qu'il va falloir fournir », « des qualités qu'il faut pour exercer ce métier », « de l'engagement que nécessite cette formation » « mais je suis prêt (volontaire, motivé, déterminé à ...) »

[Montrez que vous avez réfléchi et que vous êtes conscient des enjeux.]

« Je connais », « Je me suis renseigné », « j'ai étudié » le contenu de la formation.

[Le jury doit voir que vous vous êtes intéressé aux études que vous voulez entreprendre.]

« Je suis ... »

[Donnez une ou 2 qualités que vous possédez et qui vous semblent importantes pour ce futur métier.]

Si vous le souhaitez, vous pouvez rajouter, « Dans l'attente de vous rencontrer lors de l'entretien »

Je vous prie d'agréer, « Madame, Monsieur », l'expression de mes salutations distinguées.

Signature

Partie 3

PRÉPARER L'ÉPREUVE ÉCRITE

La sous-épreuve de rédaction

La sous-épreuve de calcul

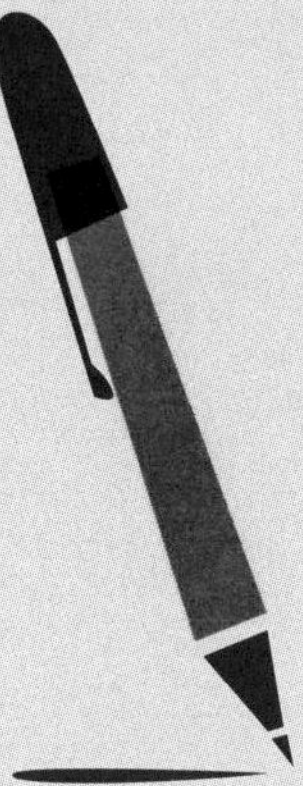

La sous-épreuve de rédaction

10 points

30 minutes

Méthode

1. Présentation de l'épreuve
2. Méthode de l'épreuve
3. Entraînement guidé

Entraînement

- Sujet corrigé

1 PRÉSENTATION DE L'ÉPREUVE

Le texte de loi présente l'épreuve comme : « une sous-épreuve de rédaction et/ou de réponses à des questions dans le domaine sanitaire et social ».

1 Deux formes possibles

- Chaque groupement d'IFSI décide donc du contenu de l'épreuve :
  - un texte assorti de 2 ou 3 questions ;
  - des questions de développement et d'argumentation à partir d'un ou de plusieurs thèmes donnés à rédiger sous la forme d'une rédaction.
- Dans les deux cas, il s'agit non seulement d'**évaluer les aptitudes au questionnement, à l'analyse et à l'argumentation du candidat** par rapport aux grandes questions sanitaires et sociales mais également votre capacité à vous projeter dans votre futur environnement professionnel.
- Cette épreuve, d'une durée de **30 minutes**, est notée sur 10 points.

ATTENTION

Un ou deux points sont réservés à l'orthographe, à la syntaxe et au respect des consignes pour l'ensemble de l'épreuve.

2 Les consignes

Elles figurent sur le sujet remis aux candidats et sont rappelées avant l'épreuve par le directeur ou la personne qui surveille :

- absence de signes distinctifs : une seule couleur d'encre, bleue ou noire ; pas de soulignement ; pas de dessin, croquis, signature, identité... ;
- respect du nombre de lignes demandé ;
- lisibilité de l'écriture, pas d'abréviations ;

– clarté de la présentation, numérotation des questions ;
– aucun brouillon n'est corrigé ;
– aucune réponse aux éventuelles questions des candidats n'est donnée.

IMPORTANT Seule la pièce d'identité du candidat sera posée sur la table. Aucun autre document n'est accepté : la convocation doit être rangée ; les montres connectées, téléphones portables, trousses, étui quel qu'il soit doivent être rangés et posés au sol ou à distance du candidat.

3 Quelques conseils pour l'épreuve

- Écoutez bien les consignes de temps, de présentation et de méthodologie données par les surveillants.
- Lisez consciencieusement les consignes de travail et regardez l'ensemble de l'épreuve avant de commencer pour évaluer le temps imparti pour chaque exercice.
- Restez vigilant sur votre gestion du temps, tout au long de l'épreuve.
- Si le stress vous gagne, respirez à fond une ou deux fois pour faire retomber la tension.
- S'il vous reste du temps, relisez-vous et corrigez les fautes d'orthographe.

2 MÉTHODE DE L'ÉPREUVE

L'épreuve consiste :

– à lire un texte d'une page maximum, à en dégager les idées principales, en commenter les aspects essentiels en répondant à une ou deux questions ;

– à partir d'un thème donné, à rédiger une rédaction en argumentant ou à répondre à une interrogation.

Le point commun de ces sujets est le thème qui est toujours un sujet d'actualité sanitaire et sociale.

1 Le travail préalable

A| Comprendre le sens du sujet

Il est important de **se concentrer** pour repérer tous les éléments nécessaires à la compréhension. S'il y a des questions à la suite d'un texte, ne les lisez pas avant de lire le texte ; il faut que votre esprit soit libre de toute interprétation.

IMPORTANT

Faites très attention aux interprétations :

– relisez bien le texte ;

– dégagez les mots importants pour être sûr de ne pas confondre 2 mots voisins.

B| Dégager les idées principales

- Lisez calmement et très attentivement le texte ou la question, relisez une ou deux fois si besoin.
- Surlignez les mots-clés ou les idées importantes et identifiez le thème central.

- Sur votre brouillon, notez les idées principales que vous avez repérées et vérifiez qu'elles sont bien liées au thème central.

C| Mobiliser ses connaissances

- Servez-vous de tout ce que vous avez révisé à l'aide de vos fiches : notez sur votre brouillon une définition, quelques données, les événements marquants, les informations principales, les risques et/ou conséquences, la prévention, etc.
- Utilisez la **méthode CQQCOQP** pour définir les contours du sujet.

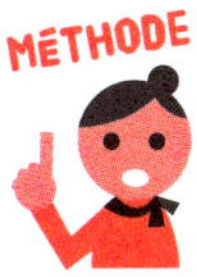

CQQCOQP est un moyen mnémotechnique (lisez-le à voix haute, vous le retiendrez !) qui permet de se souvenir des questions : comment, quoi, qui, combien, où, quand, pourquoi.

D| Repérer le développement demandé

- Le **respect de la consigne** est un point très important. Vous devez éviter à tout prix le hors-sujet. Ainsi, étudiez bien le verbe qui introduit la consigne :
  - « que savez-vous ? » implique un **exposé des connaissances** sur un sujet ;
  - « que pensez-vous ? » amène une **prise de position**.
- D'autres consignes peuvent débuter par « commentez, développez, détaillez, définissez ... ».

Exemples

- « Expliquer un mot ou une expression » : on peut vous demander d'expliquer un mot ou une phrase. Attachez-vous au sens qui se trouve dans le texte. Si vous ne connaissez pas le sens exact, aidez-vous du texte, relisez les phrases qui l'entourent et tentez d'exprimer ce que vous avez compris.
- Répondre aux questions en argumentant. Parmi toutes les consignes que vous pouvez rencontrer, en voici quelques-unes :
  - démontrez vos connaissances sur le sujet en une dizaine de lignes ;
  - commentez le paradoxe rencontré dans le texte ;
  - proposez des mesures pour... ;
  - définissez et analysez les aspects positifs et négatifs de cette pratique ;
  - en quoi les progrès de la science permettent-ils de dire... ? ;
  - quelles en sont les causes et conséquences ? Quels seraient les moyens à mettre en œuvre pour y remédier ?

- Une **argumentation** s'appuie sur des faits ou sur des théories. Mobilisez vos connaissances et écrivez sur le brouillon toutes les idées qui vous viennent à l'esprit sans rédiger. Ensuite, triez-les par thème et regroupez-les pour établir des liens logiques.
- Si on ne vous le demande pas, ne donnez pas votre avis, restez neutre.

2 Choisir un plan

Sauf si celui-ci est suggéré dans la question, par exemple « Quelles en sont les causes et les conséquences ? », « Définir et analyser les aspects positifs et négatifs de cette pratique », vous allez devoir choisir un plan. Il en existe plusieurs, mais voici les 5 plans les plus courants.

A| Le plan thématique ou catégoriel

C'est un **plan descriptif** où l'on développe différentes catégories autour du thème : aspects individuels, familiaux, professionnels, psychologiques, physiologiques, sanitaires, sociologiques, économiques, culturels, juridiques, environnementaux... Choisissez 2 ou 3 catégories, cela suffit.

Exemple

Sur le thème de l'alcoolisme

Les incidences physiologiques et psychologiques sur la relation dans le couple, sur la relation avec les enfants, dans le milieu professionnel.

B| Le plan analytique

C'est une **réflexion personnelle**, approfondie, qui met en relation différents éléments : les causes (pour quelles raisons, quels sont les buts), les conséquences (quels sont les résultats, les manifestations), les avantages, les inconvénients (difficultés, dangers), les solutions...

Exemple

La pollution : les caractéristiques, les conséquences, les solutions.

C| Le plan d'opposition

C'est une **mise en opposition des arguments** : on confronte deux points de vue (pour/contre, avantages/inconvénients...).

Exemple

L'acharnement thérapeutique : arguments « pour », arguments « contre ».

D| Le plan chronologique

Celui-ci exige de solides connaissances. Il expose le déroulement dans le temps.

Exemple

L'évolution de la famille
- 1re partie : évolution chronologique
- 2e partie : constat de la situation à ce jour
- 3e partie : hypothèse d'évolution de la situation

E| Combinaison du plan thématique et du plan analytique

Il est possible de combiner le plan thématique et le plan analytique en élaborant 2 parties distinctes.

Exemple

L'assistance médicale à la procréation
- 1re partie thématique : étude des transformations, des critères physiologiques et psychologiques, des différentes formes d'AMP...
- 2e partie analyse : des conséquences, des avantages, des raisons pour lesquelles une méthode est préférable à l'autre...

3 Écrire une introduction et une conclusion

C'est une étape importante qui ne doit pas être négligée. L'introduction et la conclusion structurent l'exposé et permettent d'apporter une note personnelle et originale.

Même si vous êtes assez sûr de vos capacités d'expression, l'introduction et la conclusion doivent être rédigées sur le brouillon, et relues ensuite pour être améliorées.

A| L'introduction

Elle **amorce le sujet** et **annonce le plan**. Une ou deux phrases d'ouverture suffisent. L'objectif est de définir le sujet, de donner une idée générale du contenu et d'éveiller l'intérêt du jury :
- reformulez le sujet sans le recopier mot pour mot ;
- exprimez votre problématique sous forme de questions : en quoi le sujet pose-t-il un problème ? Quelles questions pose-t-il ?
- annoncez votre plan qui doit répondre à votre problématique.

B| La conclusion

Cette partie doit donner l'impression d'un travail soigné, fini. Elle contient plusieurs éléments :

- le **bilan**, la synthèse du développement ;
- une **réponse claire à la question** posée dans le sujet, voire une question d'ouverture.

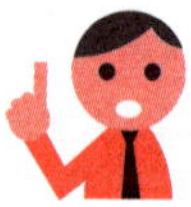

CONSEIL

Même si vous n'arrivez pas à être original, vous ne devez pas faire l'impasse sur l'introduction, quitte à dire : « Dans un premier temps, je vais vous parler de..., puis dans un deuxième temps... et enfin... »

4 Rédiger

Cet exercice permet au jury d'évaluer vos techniques de rédaction de texte ainsi que vos capacités d'expression écrite et de compréhension :

- votre copie doit être soignée mais il n'est pas utile d'écrire votre développement au brouillon, vous risquez de perdre trop de temps ;
- un plan bien détaillé vous permettra de rédiger en gardant le fil de votre raisonnement ;
- n'utilisez pas d'expression familière même si le texte en comporte. Si vous n'avez pas le choix, mettez le mot ou la phrase entre guillemets ;
- vous devez impérativement rédiger au bout de 20 minutes pour vous laisser du temps pour vous relire et corriger les fautes d'orthographe si besoin.

MÉTHODE

Vous avez 30 minutes pour composer :
- Prenez 3/4 minutes pour lire le texte, surligner et dégager les idées essentielles.
- Prenez 5 minutes pour noter sur le brouillon tout ce que vous connaissez sur le sujet.
- Prenez 6/7 minutes pour trouver vos arguments.
- Prenez 5 minutes pour écrire votre introduction et votre conclusion.
- Prenez 10 minutes pour rédiger.
- S'il vous reste 1 ou 2 minutes, relisez-vous et corrigez vos fautes si besoin.

3 ENTRAÎNEMENT GUIDÉ

1 Le sujet

Sujet

Le régime alimentaire est surtout utilisé dans deux cas : mincir (régime hyper protéiné, régime bikini…) ou pallier un problème de santé (diabète, allergie alimentaire, hypercholestérolémie, intolérance au gluten…).

Cependant, les nutritionnistes parlent de moins en moins de régime alimentaire au sens strict du terme, préférant parler de conseils ou de recommandations diététiques. Car le terme de « régime » a une connotation restrictive et éphémère qui ne correspond pas du tout à la réalité des conseils médicaux aujourd'hui prodigués.

Les régimes minceur

Certainement les plus connus et les plus médiatiques, on ne peut les recenser tant il en existe. Chaque printemps voit apparaître son lot de nouveaux régimes issus des quatre coins du monde. L'objectif de chacun est le même : perdre du poids et rester mince pour toujours. Dans la grande majorité des cas, ces « régimes » ne sont pas conseillés par les nutritionnistes. Car le régime minceur est généralement suivi pendant un temps assez bref, puis ensuite, progressivement la personne retrouve ses anciennes habitudes alimentaires. Par ailleurs l'organisme, étant en restriction calorique, va se mettre à « économiser » ses dépenses caloriques. Au bout d'un certain temps, le risque est une augmentation de poids. Ce que l'on appelle l'effet yo-yo (perte de poids-prise de poids).

En fait, en cas de surpoids, d'un point de vue diététique, on recommande avant tout de changer certaines habitudes alimentaires et de s'y tenir, en évitant de se lancer dans des régimes draconiens. L'objectif doit être raisonnable, mais atteint !

Déjà, perdre 10 % de son poids initial est considéré comme un bon résultat par les nutritionnistes, et surtout cela va permettre de diminuer les risques sur la santé liés au surpoids.

En cas de diabète, hypercholestérolémie. Certains problèmes de santé et en particulier du métabolisme, peuvent être améliorés, voire résolus, par des conseils diététiques spécifiques. Parfois, ces troubles nécessitent à la fois un régime et un traitement médical.

sante-az.au feminin.com/w/sante, janvier 2011.

Questions

1. Faire ressortir trois idées importantes de ce texte. (3 points)
2. Une jeune-femme veut faire un régime afin de perdre quelques kilos avant l'été. Quels conseils hygiéno-diététiques peut-on lui donner ? Rédiger la réponse en une vingtaine de lignes avec introduction, développement, conclusion (développer au moins quatre conseils différents). (7 points)

2 Le travail préalable

- Cet article, provenant d'un magazine féminin en ligne, met en garde contre les régimes alimentaires, notamment les régimes minceur, et préconise d'adopter plutôt des règles diététiques.
- Dégagez ensuite les idées principales pour la première question :
  - Régime minceur ou régime médical.
  - Régimes minceurs « saisonniers » non conseillés par les nutritionnistes.
  - Effet yo-yo.
  - Changer les habitudes alimentaires.
  - Objectif raisonnable : 10 %.
  - Certaines maladies ou certains troubles peuvent être résolus ou améliorés par des conseils diététiques.
- Pour la **première question**, servez-vous des mots et phrases que vous avez surlignés.

Exemples

1. « Les régimes minceur sont multiples et variés et apparaissent régulièrement au printemps, apportant une illusion de perte de poids rapide et définitive. En fait, l'organisme s'adapte aux différentes restrictions et il existe un vrai risque d'une prise de poids supérieure lors du retour à une alimentation normale. »
2. « Ces régimes ne sont pas conseillés par les nutritionnistes qui, eux, recommandent avant tout de changer certaines habitudes alimentaires, d'avoir un objectif de perte de poids qui soit raisonnable (autour de 10 %). »
3. « Les autres régimes, pour raisons médicales notamment, s'accompagnent également de conseils diététiques spécifiques qui vont permettre de résoudre ou d'améliorer différents troubles. »

- Pour la **deuxième question**, vous devez donner des conseils hygiéno-diététiques en un devoir construit. Cette question, notée sur 7 points, vous rappelle de respecter un développement avec introduction et conclusion. Pour y parvenir, servez-vous des idées que vous avez dégagées.
- Ici, le **choix d'un plan thématique** semble judicieux : dans le mot « hygiéno-diététique », il y a hygiène et diététique.

3 Proposition de corrigé

Question 2

Introduction

Vouloir perdre quelques kilos avant l'été est le souhait de nombreuses jeunes personnes, d'autant plus pressant qu'il est entretenu par presque toute la presse qui publie régulièrement de très nombreux régimes divers et variés, tous – à leurs dires – plus efficaces les uns que les autres. Après lui avoir expliqué l'intérêt d'un régime équilibré, les conseils hygiéno-diététiques que nous lui donnerons seront de deux ordres : des conseils alimentaires, dans le cadre d'une reprise d'activité physique.

Développement

Il est important de faire comprendre en premier lieu à cette jeune femme les risques liés à certains régimes qui induisent diverses restrictions alimentaires, risques métaboliques mais aussi risques d'une reprise de poids encore plus importante après. Il faut également évaluer avec elle ce qu'elle entend par quelques kilos car, au-delà de 3/4 kilos, il peut être indiqué de lui conseiller de se faire aider par un nutritionniste.

Les recommandations seront de boire au moins un litre d'eau par jour pour hydrater et faciliter le transit ; de faire trois vrais repas en limitant le pain, le sel, les matières grasses, les sucres rapides et en favorisant les légumes et les viandes ou poissons grillés. Ceci permettra d'éviter tout grignotage entre les repas et, en cas de fringale incontrôlée, nous lui conseillerons de manger un fruit ou une poignée de fruits secs.

Les conseils en termes d'hygiène de vie seront essentiellement basés sur une activité physique accrue, telle que la natation ou la course à pied, ainsi que de saisir la moindre occasion pour dépenser de l'énergie : favoriser les escaliers à l'ascenseur, la marche à pied aux transports. Aux beaux jours il est toujours plus agréable de pratiquer un sport extérieur et la motivation est accrue.

Conclusion

De simples règles d'hygiène de vie peuvent aider une personne à éliminer quelques kilos avant l'été et, en conservant une activité physique régulière et un régime alimentaire équilibré, à ne pas les reprendre après l'été.

Sujet corrigé

Sujet inédit : sous-épreuve de rédaction

10 points

Durée : 30 minutes

1 Le sujet

LA SOLIDARITÉ EXISTE !

Le séisme qui a touché Haïti en janvier dernier et ses terribles conséquences ont mis en évidence la solidarité internationale. Cette catastrophe naturelle a frappé un pays déjà en grande souffrance : les Haïtiens vivaient dans des conditions de grande pauvreté et l'aide humanitaire ne permettait pas à chacun de se nourrir correctement.

Ce pays connaît une grande instabilité politique dont a émergé un état de violence orchestré par des gangs rivaux, rendant difficiles les conditions de vie déjà précaires d'une grande partie de la population.

Le tremblement de terre, avec ses milliers de morts et de disparus, a rendu visible ce constat de délabrement et relancé un élan de solidarité mondial. Il est dommage que des pays ne soient secourus que lorsqu'un tel événement se produit, avec une couverture médiatique parfois à la limite du voyeurisme. C'est à croire qu'il nous faut des images insupportables pour que nous nous sentions solidaires et pensions à faire des dons.

Ce constat peut paraître cynique. Mais la solidarité existe, en France, dans chacune de nos villes. Chaque jour, de nombreux bénévoles œuvrent dans des associations, au profit de personnes qui sont dans le besoin, sans en faire état dans les médias.

Evelyne Terrat, *Revue de l'aide-soignante* n° 114, 2010

Questions

1. Selon vous, pour les pays qui en bénéficient, quels peuvent être les avantages et les inconvénients de l'aide humanitaire ?
2. Le nombre de bénévoles intervenant dans les associations est de plus en plus important. Expliquez ce phénomène.

2 Le corrigé

1. L'aide humanitaire est beaucoup plus présente aujourd'hui et dans de très nombreux pays du monde. Les organismes internationaux proposent leur aide aux populations en péril à l'aide de moyens matériels et humains parfois insuffisants et engagent des bénévoles qui risquent leur vie. L'aide humanitaire n'est pas toujours, malgré tout, la réponse la mieux adaptée aux différentes situations.

Les bienfaits apportés par l'aide humanitaire aux populations sont indiscutables, notamment dans le domaine sanitaire : vaccination et formation médicale.

Lors de catastrophes de grande ampleur, en envoyant rapidement des équipes pour soigner et aider à s'abriter, à se nourrir et des moyens matériels, l'aide humanitaire rassure les populations en difficulté. Les habitants des grandes métropoles, eux, organisent des collectes et ont, de cette façon, l'impression d'aider à leur niveau car, étant abreuvés d'images des sinistrés, il serait insupportable pour la plupart d'entre eux de voir les gens souffrir et de ne rien pouvoir faire.

D'un autre côté, hormis les situations d'urgence de catastrophe naturelle où toute aide est la bienvenue, il existe une polémique concernant la présence de ces organismes.

L'aide humanitaire favoriserait l'accroissement de la pauvreté car, d'une part, les différents dons n'inciteraient pas les pays à développer leur économie et, d'autre part, ils favoriseraient la corruption. En fait, les aides n'arriveraient jamais auprès des populations visées ou en tout cas pas auprès de tous les gens qui en auraient besoin.

L'autre aspect controversé est l'appréciation faite du besoin dans des contextes politiques parfois très troublés et très instables.

L'aide humanitaire offre un élan de solidarité et d'aide aux populations qui en ont besoin, mais demanderait une évaluation neutre et régulière et un suivi des aides à l'intérieur des pays qui semble difficilement réalisable.

2. Les associations d'aide aux personnes se sont multipliées ces dernières années et, de fait, le nombre de bénévoles a augmenté. C'est l'appauvrissement d'une partie de la population qui a induit la création de ces associations, le besoin d'aide alimentaire, de logement, de soutien scolaire, d'aide aux jeunes…

L'accroissement du temps libre pour les salariés leur a permis de se tourner vers le monde associatif ; l'allongement de la durée de vie a incité les personnes retraitées à trouver une activité qui les occupe et nombreuses sont celles qui se sont tournées vers le bénévolat ; les chômeurs également trouvent du sens à occuper leur temps libre en l'offrant aux autres.

De plus, dans un monde assez individualiste, paradoxalement, les individus se préoccupent de ceux qui sont dans le besoin et les médias relaient les appels au don d'argent ou de temps, notamment en faisant appel à des personnalités du monde artistique qui n'hésitent pas à s'impliquer aussi.

La sous-épreuve de calcul

10 points

30 minutes

Méthode

1. Présentation de l'épreuve
2. Méthode de l'épreuve
3. Entraînement guidé

Entraînement

- Sujet corrigé 1
- Sujet corrigé 2

1 PRÉSENTATION DE L'ÉPREUVE

Le texte de loi précise qu'il s'agit d'une sous-épreuve de calculs simples, notée sur 10 points. Elle doit permettre d'apprécier les connaissances en mathématiques des candidats sur la base de calculs simples.

Chaque groupement d'IFSI décide donc du contenu de l'épreuve et du nombre de questions.

L'objectif de cette épreuve est de **tester vos aptitudes numériques, votre raisonnement logique et vos connaissances en mathématiques**.

Vous pouvez retrouver :

- des **questions sur les opérations numériques** qui évaluent vos capacités en calcul de base et se présentent sous forme d'additions, de soustractions, de multiplications, de divisions, de pourcentages, de fractions et de puissances ;
- des **questions de mathématiques** sous forme de problèmes ou d'équations, de conversions en heures, en litres, en kilogrammes...

ATTENTION

L'utilisation de la calculatrice n'est pas autorisée pour cette épreuve.

TÉMOIGNAGE

Paroles de candidat

Sophie, 30 ans

Il était inscrit de poser les calculs. J'ai demandé à la surveillante s'il fallait tout détailler sur la feuille de réponse mais elle m'a répondu : « Je ne peux pas vous répondre, vous devez lire la consigne. » J'ai donc décidé de tout mettre, j'ai posé le calcul et rédigé une phrase pour donner la réponse. Il était inscrit que les points étaient donnés pour le raisonnement et le résultat. Les brouillons ont été ramassés mais ils ne les ont pas mis avec nos copies.

2 MÉTHODE DE L'ÉPREUVE

1 Optimiser le temps de l'épreuve

- Vous n'avez que **30 minutes** : vous devez donc répondre très rapidement et le plus justement possible.
- Pour mettre toutes les chances de votre côté, votre **préparation** doit :
  - débuter le plus tôt possible (l'assimilation des notions ne peut se faire que progressivement) ;
  - se traduire par un travail régulier (l'étude régulière est plus profitable qu'une journée entière tous les 10 ou 15 jours) ;
  - s'appuyer sur un programme de révision bien défini.

2 Les opérations numériques

- Travaillez le mécanisme des **4 opérations** : addition, soustraction, multiplication, division ; comment poser son opération, comment vérifie-t-on le résultat, où met-on la retenue ?
- Repérez vos points forts et vos faiblesses et reprenez les bases des notions que vous maîtrisez le moins.
- Revoyez vos **tables de multiplication**. Avec l'usage du portable qui sert aussi de calculatrice, nombre de personnes ne pratiquent plus le calcul mental.
- Révisez les **pourcentages**, les **fractions**, les **puissances**.

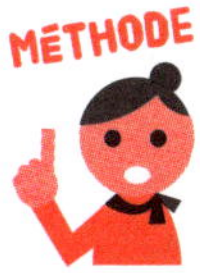

Ne vous servez plus que de votre tête pour toutes les opérations du quotidien, notamment en faisant les courses, en vérifiant une note, un rendu de monnaie, en calculant une remise…

3 Les conversions

- Revoyez tous les **tableaux de conversion** : les litres, les kilos, les heures. Entraînez-vous à les ajouter, à les soustraire, à les convertir.
- Révisez également les **simplifications de fractions**.
- Entraînez-vous :
  - soit, à l'aide de manuels ;
  - soit sur Internet où vous trouverez des sites de révision du diplôme du brevet.

 # info
Pour vous entraîner
foucherconnect.fr/20rcinfirmier10

TÉMOIGNAGE

Paroles de candidat

Julien, 26 ans

Pour l'épreuve de calcul, c'était plein de mini problèmes : 4 opérations et 4 conversions. Je n'ai pas eu le temps de me relire, j'espère que j'aurai la moyenne et que je ne me suis pas trompé en voulant aller trop vite ! Si je pouvais donner un conseil, ce serait : entraînez-vous avec un chronomètre à réaliser beaucoup de petits problèmes et d'opérations.

3 ENTRAÎNEMENT GUIDÉ

1 Le sujet

1. Un biberon de lait doit être préparé à raison d'une cuillère mesure de poudre de lait pour 30 ml d'eau. Combien de cuillères mesures doit-on utiliser pour préparer un biberon de 165 ml ? 0,5 point

(Vous devez poser et effectuer la ou les opérations.)

2. Une femme pesait 55 kg avant le début de sa grossesse. Au moment de l'accouchement, elle pèse 65,5 kg. Calculez le pourcentage correspondant à sa prise de poids. 1 point

(Vous devez poser et effectuer la ou les opérations.)

3. Posez l'opération et calculez. 0,25 point

$3\,762 \times 86 = ?$

4. Hier Églantine a été réveillée par sa maman, comme chaque matin, à 6 h 30. Elle a dormi dans la voiture pendant le trajet vers la crèche durant 25 minutes. Elle est restée ensuite éveillée jusqu'à 8 h 45, et s'est endormie jusqu'à 11 h 15. L'après-midi, elle a fait une sieste de 13 h 30 à 15 h 50. Après être rentrée chez elle et avoir pris son bain et son repas du soir, elle s'est endormie à 20 heures comme la veille au soir.

Calculez le temps de sommeil d'Églantine sur 24 heures. 1,25 point

(Faites apparaître votre raisonnement et les opérations.)

5. Victor a mis dans son cartable :
- deux cahiers de 150 g chacun ;
- un livre de 8 000 dg ;
- une trousse de 0,350 kg.

Le cartable vide pèse 12 hg.

Calculez, en kg, le poids que Victor va devoir porter. 1 point

(Faites apparaître votre raisonnement.)

2 Le corrigé

ATTENTION
Il ne faut surtout pas oublier de poser toutes les opérations et de noter votre raisonnement sur votre copie.

1. 1 mesure pour 30 ml d'eau, combien de mesures faut-il pour 165 ml ?

Je pose 165 ÷ 30 = 5,5

Il faut donc 5 mesures 1/2 pour 165 ml d'eau.

2. Le poids est passé de 55 à 65,5 kg.

Je pose : 65,5 - 55 = 10,5.

Je pose une règle de 3 :

Poids	Pourcentage
55	100
10,5	?

$10{,}5 \times 100/55$

$= 1\,050/55$

$= 19{,}09 \approx 19{,}1\%$

La prise de poids correspond à environ 19,1 %.

3. Opération à effectuer :

```
  3 762
×    86
-------
 22 572
300 96·
-------
323 532
```

4. Temps de sommeil :

trajet voiture = 25 min

de 8 h 45 à 11 h 15 = 2 h 30

de 8 h 45 à 10 h 45 = 2 h et de 10 h 45 à 11 h 15 = 30 min

de 13 h 30 à 15 h 50 = 2 h 20

de 13 h 30 à 15 h 30 = 2 h et de 15 h 30 à 15 h 50 = 20 min

de 20 h à 06 h 30 = 10 h 30

de 20 h à 24 h (minuit) = 4 h et de 0 h à 6 h 30 = 6 h 30

= 25 min + 2 h 30 + 2 h 20 + 10 h 30

j'additionne les heures : 2 h + 2 h + 10 h = 14 h

j'additionne les minutes :

25 min + 30 min + 20 min + 30 min (30 min + 30 min = 1 h)

= 45 min + 1 h = 1 h 45

14 h + 1 h 45

= 15 h 45

Églantine dort 15 h 45 sur 24 h.

5. Poids total du cartable :

Je transforme tous les poids en grammes.

On peut s'aider d'un tableau de conversion.

poids	kg	hg	dag	g	dg
300 g	0	3	0	0	
800 dg		8	0	0	0
0,350 kg	0	3	5	0	
12 kg	1	2	0	0	

2 × 150 g = 300 g

8 000 dg = 800 g

0,350 kg = 350 g

12 hg = 1 200 g

Poids porté par Victor = 300 g + 800 g + 350 g + 1 200 g

= 2 650 g

= 2,650 kg

Victor portera 2 kg 650.

Sujet corrigé 1

Sujet inédit : sous-épreuve de calcul	10 points Durée : 30 minutes

1 Le sujet

1. Convertissez les masses suivantes en kg :

a. 2 400 g

b. 650 hg

2. Il y a 1 gramme de sel dans un tiers de sandwich. Calculez la quantité de sel ingérée si vous mangez un sandwich entier.

3. Marie, animatrice, doit fabriquer des masques en plâtre avec les enfants du centre de loisirs. Pour réaliser ces masques, il lui faut des bandes de plâtre et du fil élastique. Avec une bande, elle fait trois masques et elle a besoin de 25 cm d'élastique par masque.

a. Combien de bandes lui faudra-t-il pour 54 enfants ?

b. Quelle longueur d'élastique devra-t-elle prendre ?

4. a. Un train doit arriver à 22 h 39. Il a 55 minutes de retard. À quelle heure arrivera-t-il ?

b. Un concours débute à 8 h 45 et termine à 11 h 10. Combien de temps dure-t-il ?

c. Un film dure 95 minutes et termine à 13 h 45. À quelle heure a-t-il débuté ?

d. Paul a son entraînement à 14 h 30, il a 25 minutes de trajet mais fait un détour de 12 minutes pour récupérer son copain. À quelle heure doit-il partir pour être à l'heure ?

5. Entourez la bonne réponse.

a. $1^2 + 2^2 + 3^2 =$	❑ 32	❑ 14	❑ 12
b. $\frac{1}{3}+\frac{1}{4}+\frac{1}{5}=$	❑ $\frac{3}{12}$	❑ $\frac{12}{60}$	❑ $\frac{47}{60}$
c. $2^2 + 8^2 - 7^2 =$	❑ 117	❑ 19	❑ 6

2 Le corrigé

1. 2 kg 400 ; 65 kg

Volume	kg	hg	dag	g	dg	cg	mg
2 400 g	2	4	0	0			
650 hg	65	0					

2. 1 gramme de sel dans un 1/3 de sandwich.

1 sandwich = 3 fois 1/3, donc 3 × 1 g de sel = 3 g de sel par sandwich.

3. a. Dans une bande, on fait 3 masques.

Pour 54 enfants, il faut 54 ÷ 3 = 18 bandes.

b. 54 masques × 25 cm (par masque) = 1 350 cm d'élastique = 1,35 m.

4. a. 22 h 39 + 55 min = (22 h 39 – 5 min) + (55 min + 5 min) = 22 h 34 + 60 min = 23 h 34

b. 11 h 10 – 8 h 45 = 10 h 70 – 8 h 45 = 2 h 25

c. 13 h 45 – 95 min = 13 h 45 – 1 h 35 = 12 h 10

d. 14 h 30 – 25 min – 12 min = 13 h 53

5. a. 14

b. $\frac{47}{60}$

On recherche le dénominateur commun (3 × 4 × 5 = 60).

$$= \frac{1\times4\times5}{3\times4\times5} + \frac{1\times3\times5}{3\times4\times5} + \frac{1\times3\times4}{3\times4\times5}$$

$$= \frac{20}{60} + \frac{15}{60} + \frac{12}{60}$$

$$= \frac{47}{60}$$

c. 19

PRÉPARER L'ÉPREUVE ÉCRITE – CALCUL
Sujet corrigé 1

Sujet corrigé 2

Sujet inédit : sous-épreuve de calcul

10 points

Durée : 30 minutes

1 Le sujet

1. Convertissez :

a. En kg : 88 g ; 640 hg ; 387 dag ; 5 982 cg

b. En l : 300 kl ; 2,87 dal ; 3 681 cl ; 1 490 ml

2. Simplifiez :

a. $\frac{3}{7}+\frac{4}{21}$

b. $\frac{2}{15}+\frac{3}{20}$

c. $\frac{5}{12}-\frac{9}{8}$

d. $\frac{5}{6}-\frac{13}{9}$

e. $\frac{5}{12}-\frac{2}{15}$

3. Une cafetière est vendue 40 € dans le magasin A qui offre une remise de 5 % pour tout achat supérieur à 30 €. Le magasin B propose la même cafetière à 48 € mais avec une carte de fidélité qui offre une remise de 20 %. Dans quel magasin, la cafetière est-elle la moins chère ?

4. Chez le primeur, les tomates sont à 3,20 € le kg, les févettes à 7,40 € le kg, les cébettes à 2,30 € la botte, les artichauts violets à 1,85 € le bouquet et les fraises à 2,20 € la barquette de 250 g. Pour une salade niçoise, il faut 1,5 kg de tomates, 1 botte et demie de cébettes, 2 bouquets d'artichauts et 250 g de févettes.

a. Calculez le prix du panier.

b. Il y a une promotion : si 2 barquettes de fraises sont ajoutées au panier, le total bénéficiera d'une remise de 10 %. Calculez le nouveau montant du panier. Faites apparaître vos calculs.

2 Le corrigé

1. On peut s'aider des tableaux de conversion.

a.

Volume		kg	hg	dag	g	dg	cg	mg
88 g		0	0	8	8			
640 hg	6	4	0					
387 dag		3	8	7				
5 982 cg		0	0	5	9	8	2	

0,088 kg ; 64 kg ; 3,87 kg ; 0,05982 kg.

b.

Volume			kL	hL	daL	L	dL	cL	mL
300 kL	3	0	0						
2,87 daL					2	8	7		
3 681 cL					3	6	8	1	
1 490 mL						1	4	9	0

300 000 L ; 28,7 L ; 36,81 L ; 1,49 L.

2. On cherche le plus petit dénominateur commun.

a. $\frac{3}{7}+\frac{4}{21}=\frac{3\times 3}{7\times 3}+\frac{4}{21}=\frac{9}{21}+\frac{4}{21}=\frac{13}{21}$

b. $\frac{2}{15}+\frac{3}{20}=\frac{2\times 4}{15\times 4}+\frac{3\times 3}{20\times 3}=\frac{12}{60}+\frac{9}{60}=\frac{17}{60}$

c. $\frac{5}{12}-\frac{9}{8}=\frac{5\times 2}{12\times 2}-\frac{9\times 3}{8\times 3}=\frac{10}{24}-\frac{27}{24}=-\frac{17}{24}$

d. $\frac{5}{6}-\frac{13}{9}=\frac{5\times 3}{6\times 3}-\frac{13\times 2}{9\times 2}=\frac{15}{18}-\frac{26}{18}=-\frac{11}{18}$

e. $\frac{5}{12}-\frac{2}{15}=\frac{5\times 5}{12\times 5}-\frac{2\times 4}{15\times 4}=\frac{25}{60}-\frac{8}{60}=\frac{17}{60}$

3. On calcule le prix :

Magasin A : 40 € – 5 % de 40 € = 40 – (40 × 5/100) = 40 – 2 = 38 €.

Magasin B : 48 € – 20 % de 48 € = 48 – (48 × 20 ÷ 100) = 48 – 9,60 = 38,40 €.

C'est le magasin A qui est le moins cher.

4. **a.** 1,5 kg de tomates à 3,20 € le kg = 1,5 × 3,2 = 4,80 €.

1,5 botte de cébettes à 2,30 € la botte = 1,5 × 2,30 = 3,45 €.

2 bouquets d'artichauts à 1,85 € le bouquet = 2 × 1,85 = 3,70 €.

250 g de févettes à 7,40 € le kg ; 7,4 ÷ 4 = 1,85 €

Le prix du panier : 4,80 + 3,45 + 3,70 + 1,85 = 13,80 €.

b. Si on ajoute 2 barquettes de fraises = 13,80 + (2 × 2,20) = 18,20 €.

Avec la remise de 10 %, 18,20 × 10 % = 1,82 €

Le nouveau prix sera : 18,20 – 1,82 = 16,38 €

Partie 4
PRÉPARER L'ÉPREUVE ORALE

 # vidéo

Simulations d'entretiens avec le jury

foucherconnect.fr/20rcinfirmier07

1 PRÉSENTATION DE L'ÉPREUVE

Pour devenir infirmier, il faut savoir conjuguer des aptitudes relationnelles (empathie, autonomie, maîtrise de soi, faculté d'adaptation, sens des responsabilités, capacité à travailler en équipe, tolérance...) et des capacités techniques (rigueur, minutie, patience...). L'entretien est l'occasion pour le jury de repérer ces différents atouts à travers votre présentation : vous devez bien vous y préparer.

1 Les objectifs de l'épreuve

Votre présentation, le dossier que vous avez envoyé et vos réponses aux questions doivent permettre au jury de **mesurer vos aptitudes à exercer ce métier et à suivre la formation**. Pendant l'épreuve orale, les membres du jury évaluent :

- vos motivations pour exercer ce métier ;
- la cohérence de votre projet professionnel ;
- la pertinence de votre argumentation ;
- votre capacité d'analyse et de réflexion ;
- votre ouverture d'esprit, votre capacité à vous remettre en question ;
- votre connaissance de la formation dans laquelle vous voulez vous engager ;
- votre aptitude à travailler en équipe ;
- vos connaissances des grands problèmes sanitaires et sociaux.

2 Les modalités de l'épreuve

- L'épreuve orale consiste en un **entretien de 20 minutes** noté sur 20 points et se basant sur :
  - la présentation personnelle du candidat, ses motivations et son projet professionnel ;
  - les réponses aux questions du jury.

3 Le jury

- Le jury est composé de **2 ou 3 personnes**. Ce sont tous des **professionnels** :
  – 1 infirmier cadre de santé exerçant dans l'IFSI : c'est un formateur de l'institut qui suit les étudiants pendant les 3 années d'études ;
  – 1 infirmier cadre de santé exerçant en secteur de soins : c'est un cadre responsable d'un service de soins à l'hôpital par exemple ;
  – et/ou 1 personne extérieure à l'établissement formateur, qualifiée en pédagogie et/ou en psychologie : le plus souvent, il s'agit d'un psychologue ou d'un responsable de formation.
- Le jury n'est pas là pour mettre les candidats en difficulté, mais pour déterminer si la personne est réellement motivée pour le métier d'infirmier et si elle sera capable de suivre la formation.

IMPORTANT

Le jury est équitable, chacun de ses membres attribue une note à la fin de l'épreuve, selon les mêmes critères, définis par une grille d'évaluation ; et c'est la moyenne de leurs notes qui donne la note finale.

TÉMOIGNAGE

Paroles de candidat

Gwendoline, 19 ans

Le matin, j'avais mon oral : le jury s'est présenté (une formatrice de l'IFSI et un infirmier de l'hôpital). Ils m'ont demandé de me présenter et de présenter mon parcours. Ils m'ont ensuite posé des questions et m'ont demandé de donner 2 sujets d'actualité autres que le Covid, sans les développer (juste les citer). J'avais peur de ne répondre qu'à l'infirmier, car la formatrice ne posait pas de questions.

4 Les critères d'évaluation

L'épreuve orale est destinée à tester les connaissances et la motivation du candidat mais aussi à vérifier si ses aptitudes concordent avec les exigences de la formation et de la profession. Pour cela, chaque membre du jury dispose d'une grille d'évaluation qui lui permet de noter les critères observés lors de l'épreuve. Le jury veut être convaincu du bien-fondé de chaque candidature.

A| Évaluer des qualités, un potentiel

- La liste des critères sur laquelle s'appuient les membres du jury pour noter un candidat peut être très longue : rapidité de compréhension, capacité d'écoute, sens de l'analyse, de la synthèse, capacité d'ouverture sur le monde, connaissance du métier, solidité du projet professionnel, capacité d'adaptation et de réussite aux études, etc.
- Néanmoins, le jury veut avant tout dépister et décourager les candidats qui se seraient « fourvoyés » dans une orientation qui ne leur correspondrait pas.

Exemple

Quelques critères d'évaluation

Chaque IFSI ou chaque regroupement d'IFSI élabore une grille d'évaluation avant le début des épreuves orales afin que chaque candidat soit évalué selon les mêmes critères. Voici quelques critères à partir desquels les membres du jury peuvent élaborer leur grille d'évaluation :

Savoir se présenter	- Avoir une tenue et une posture adaptées à la situation - Être attentif à l'autre - Respecter le jury - Gérer son stress
Faire preuve de capacités à suivre la formation	- Avoir des capacités intellectuelles - Être capable d'analyse - Être capable de synthèse - Être capable d'argumentation - Avoir un raisonnement logique, structuré, organisé - Avoir une expression verbale adaptée à l'entretien - Avoir un vocabulaire précis, cohérent, pertinent, relatif au thème sanitaire et social
Être capable d'entrer en relation	- Écouter - Reformuler - Tenir compte des propos des autres - Échanger avec le jury - Se positionner - Ne pas émettre de jugements de valeurs
Exprimer ses motivations	- S'impliquer et parler à la première personne « je » - Nommer effectivement ses motivations à vouloir réaliser cette formation - Être capable de questionnement
Exprimer son projet professionnel	- Connaître les caractéristiques de la profession : orientation, missions, avantages, inconvénients - Connaître les exigences, le déroulement de la formation - Avoir le sens des responsabilités
Manifester des capacités d'évolution	- Identifier ses contraintes, ressources et limites - Être capable de réflexion sur soi, de se remettre en question - Avoir une ouverture d'esprit - Être réaliste dans ses propos - Être capable de se projeter

B| Exemple de grille d'évaluation

Une fois la liste des critères établie, les membres du jury élaborent une grille d'évaluation commune et attribuent une notation pour chaque élément à évaluer. Ainsi, après le départ de chaque candidat, le jury met en commun ses observations et rédige une appréciation sur cette grille, fil conducteur de l'entretien.

Éléments à évaluer		Points
Qualités argumentatives	- Raisonnement - Construction des idées - Adaptation à la situation - Projet construit	/5
Personnalité	- Authenticité - Participation active à l'entretien - Sens de l'initiative - Prise d'initiatives	/5
Écoute et ouverture	- Écoute active - Activités extrascolaires - Intérêt porté aux autres - Perceptions réalistes de la profession - S'engage dans ses opinions - Argumente d'une manière volontaire	/5
Comportement et expression	- Bonne gestion de l'émotivité - Présentation correcte et agréable - S'exprime clairement	/5
Total		/20

5 Les 2 temps de l'épreuve

- La première partie de l'entretien repose sur votre **présentation**. Le jury vérifie la pertinence de votre projet professionnel, l'authenticité de vos motivations et s'assure également que vous avez fait preuve de curiosité en vous intéressant à la formation pour laquelle vous postulez et si vous en connaissez les principaux éléments.
- La deuxième partie de l'entretien est basée sur les questions avec lesquelles le jury revient sur des informations que vous lui avez données. Il vérifie par des questions diverses et variées que votre profil correspond bien à la présentation que vous lui avez faite : un discours appris par cœur et stéréotypé ne le convaincra pas.

2 MÉTHODE DE L'ÉPREUVE

1 La présentation personnelle

A| La présentation

Elle reprend les éléments que vous avez notés dans votre dossier :

- **1.** nom, prénom, âge, situation familiale ;
- **2.** situation professionnelle actuelle ;
- **3.** parcours chronologique (du plus ancien au plus récent) scolaire et/ou professionnel, activités bénévoles éventuelles sans omettre le lien entre les compétences acquises et le métier choisi ;
- **4.** activités de sports et/ou loisirs ;
- **5.** qualités et points faibles ;
- **6.** motivations à tenter cette sélection ;
- **7.** projet professionnel.

B| Entraînez-vous !

- Une fois que tous les éléments sont écrits, entraînez-vous à lire votre présentation à voix haute, devant un miroir. Chronométrez-vous afin de respecter le temps imparti le jour de l'épreuve : **5 minutes est un temps idéal**.
- Ensuite, réécrivez-la en ne notant que les grandes lignes ou les mots-clés sous forme de liste et entraînez-vous encore, toujours à voix haute, jusqu'à la connaître parfaitement sans avoir besoin de vos notes.

ATTENTION
Ne récitez pas votre texte, ce n'est pas le but ! Il faut juste que vous sachiez maîtriser les grandes lignes de votre présentation.

- Vous pouvez également vous enregistrer pour entendre le rythme et le ton de votre voix et réajuster si besoin.

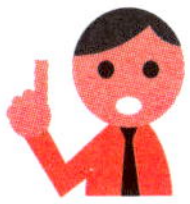

CONSEIL
Adoptez la bonne attitude : l'attitude générale démontre aussi la motivation et le jury y est sensible. Le sourire, le regard qui pétille, l'énergie qui se dégage sont autant de signes qui montrent l'enthousiasme. Les gestes et la communication non verbale ont un rôle fondamental dans la démonstration de la motivation.

C | Mettez-vous en situation

- Afin de vous habituer à l'atmosphère qui règnera le jour de l'épreuve, il est indispensable de vous entraîner avec un jury fictif. Demandez à 2 ou 3 personnes de votre entourage (ou d'autres candidats) de jouer le rôle du jury. Ces personnes doivent être suffisamment neutres et objectives pour évaluer votre présentation (que ce soit positif ou négatif) et ainsi vous aider à l'améliorer, notamment sur les points suivants :
  - discours cohérent, clair, compréhensible ;
  - expression des motivations ;
  - projet bien défini ;
  - mise en avant de votre personnalité à travers votre présentation ;
  - vocabulaire adapté…
- Si besoin, vous pouvez leur proposer la grille d'évaluation fournie en exemple. Exigez qu'elles soient sincères et comprennent l'enjeu de ce travail. Demandez-leur ensuite de vous interroger sur votre parcours, votre projet ou vos motivations, au moment où elles le souhaitent, quitte à vous interrompre, quitte à vous déstabiliser.
- Réajustez votre présentation en fonction des commentaires et recommencez !

2 La discussion avec le jury

- Après votre présentation, le jury pose les questions qui lui semblent importantes pour affiner l'évaluation de votre candidature.

CONSEIL
Le jury n'est pas là pour vous piéger, mais parfois, le stress peut vous déstabiliser sur certaines questions un peu plus délicates. Dans ce cas, ne tentez pas de l'esquiver, répondez de façon naturelle, sans tricher, restez franc. Toute tentative contraire est en général facilement détectée par les jurys.

- Généralement, les questions vont « creuser » votre personnalité, vos motivations et votre projet professionnel. C'est le moment, si vous avez le sentiment de ne pas avoir été bien compris précédemment, lors de votre présentation, de réajuster ou de repréciser vos propos.

A| Vos compétences

La compétence renvoie à un savoir-faire particulier (les compétences techniques, par exemple). Ce sont celles que vous avez déterminées quand vous avez décrit votre parcours professionnel.

B| Vos valeurs

- Les valeurs sont des références pour l'action humaine. Elles sont subjectives et varient selon les différentes cultures et sexes.
- Les valeurs professionnelles du métier d'infirmier se traduisent tant dans la prestation des soins que dans la relation entre l'infirmier et la personne soignée.
- Parmi les valeurs généralement reconnues au sein de la profession, il y a notamment :
  - le respect et la dignité de la personne ;
  - l'intégrité ;
  - le bien-être et la sécurité du patient ;
  - la justice et l'équité dans les soins.

Exemple de question du jury

Quelles sont les valeurs que vous défendez ?

C| Vos qualités et vos défauts

- La qualité tient au savoir-être, à la manière d'être. Les qualités et les défauts ont une connotation de jugement, et il vaut mieux parler de traits de caractère, de personnalité. Cependant, les examinateurs posent encore souvent la question en termes de qualités et défauts et il est donc important de les avoir bien préparés.
- Il existe deux personnalités en chacun de nous : celle que nous pensons avoir, sur laquelle nous appuyons notre façon d'être ; et celle que perçoivent les autres, ceux qui nous entoure, ceux avec qui nous vivons et travaillons.

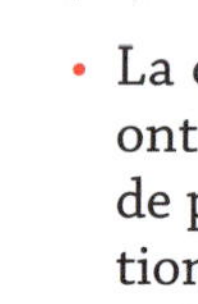

- Pour avoir une idée exacte de vous-même, il est important de recueillir les deux points de vue, le vôtre et celui de votre entourage.
- Une fois ce travail effectué, regroupez tous les adjectifs et classez-les en 2 colonnes, une « Qualités » et une « Défauts ». Vous vous apercevrez que certains qualificatifs peuvent à la fois être considérés comme défaut et qualité… Par exemple, « être exigeant » peut être un défaut si cela signifie « être difficile ou tyrannique, sans considération pour l'autre », mais ce peut être une qualité si cela signifie « rigoureux, précis, pugnace ».

- Les 2 colonnes étant faites, regroupez ensuite tous les adjectifs qui se ressemblent pour mettre en évidence les traits de caractère les plus importants et choisissez-en seulement 4 ou 5 pour chaque catégorie. Préférez ceux qui sont le plus en lien avec le métier d'infirmier.
- Choisissez bien ces qualificatifs et évitez ceux qui ont une connotation négative : par exemple, évitez de dire « maniaque » mais dites plutôt « ordonné, précis, organisé, rigoureux » ; ne parlez pas de timidité et de manque de confiance en soi mais plutôt de réserve.

- Ce qui est important, c'est de bien se connaître, de savoir tirer parti de ses défauts et de savoir les présenter. Énoncez vos qualités et défauts mais sans excès, ne choisissez pas des termes que vous ne connaissez pas. Préparez des exemples car le jury peut vous demander de préciser, d'argumenter.

Exemples

- **Quelques exemples de qualités** : sens de l'organisation et de la méthode, souplesse du comportement, fiabilité, affirmation de soi, négociation, fiabilité, sens du travail en équipe, contrôle de soi, autonomie, persévérance, confiance en soi, sens du travail soigné, sens de l'observation, minutie, vigilance, ponctualité, attention…
- **Quelques exemples de défauts** : autoritaire, ambitieux, émotif, exigeant, impatient, impulsif, intransigeant, obstiné, pessimiste, pointilleux, prudent, rigide, secret…
- **Quelques exemples de questions possibles du jury** :
  - Êtes-vous sensible, émotif ?
  - Quels sont vos points forts ?
  - Citez trois de vos principales qualités en lien avec le métier d'infirmier.
  - Quels sont vos défauts ?

TÉMOIGNAGE

Témoignages de candidats

Julie, 24 ans, jeune diplômée

« Mes qualités ? Patiente, empathique, sérieuse, organisée. Et mes défauts ? Exigeante envers moi-même, émotive. »

Paul, 30 ans, infirmier libéral depuis 5 ans

« Il faut éviter de parler de timidité et de manque de confiance en soi. Réservé est moins fort (une personne timide est vite associée à une personne qui peut perdre ses moyens, se bloquer…) et si tu veux vraiment parler de ton manque de confiance, essaie de moduler : tu y travailles, tu penses que la formation et les stages t'aideront à prendre confiance… »

Carole, 32 ans, infirmière en hématologie

Serviable a pour synonyme « charitable »… Ils risquent de te demander pourquoi tu n'as pas fait bonne sœur ! Attentionnée, attentive, bienveillante, ça colle mieux au métier je pense. »

D| Les questions possibles

1| Des questions sur votre présentation

- Quels sont vos loisirs ?
- Que vont vous apporter en tant qu'infirmier vos différents métiers exercés ?
- Pourquoi ne pas avoir tenté le concours en sortant du lycée ?
- Quel élément a déclenché votre reconversion ?

2| Des questions sur votre projet, vos motivations

- En quoi serez-vous un bon infirmier ?
- Pourquoi devrions-nous vous sélectionner ?
- Puisque vous dites avoir d'abord essayé de faire médecine, prouvez-nous que vous ne choisissez pas ce métier par défaut.
- Pourquoi vouloir passer d'aide-soignant à infirmier ?
- Quel est l'événement qui pourrait remettre en cause votre projet ?
- Comment allez-vous vous organiser avec votre vie familiale ?
- Pourquoi choisissez-vous de faire une formation d'infirmier et pas d'aide-soignant ?
- Le métier ne vous fait-il pas peur avec tout ce qui a été vécu pendant la pandémie de 2020 ?
- Puisque vous dites vouloir aider et soigner les gens, pourquoi ne pas avoir choisi médecine ?

3| Des questions sur le financement, la formation, le métier

- Que savez-vous de l'enseignement de cette formation ?
- Comment avez-vous choisi l'IFSI dans lequel vous postulez ?
- Comment allez-vous financer votre formation ?
- Citez-moi les qualités d'un infirmier.
- Donnez-moi une unité d'enseignement de la formation qui vous plaira d'apprendre et celle que vous appréhendez.
- Quels autres concours avez-vous passés ?
- Qu'avez-vous prévu de faire si vous n'êtes pas retenu dans notre IFSI ?
- Qu'est-ce qui vous attire le plus dans ce métier ?
- Avez-vous présenté plusieurs concours et si oui quels vont être vos critères de sélection si vous êtes admis dans plusieurs IFSI ?
- Qu'allez-vous faire si votre financement est refusé ?
- Comment vous voyez-vous dans 10 ans ?
- Dans quel secteur avez-vous envie de travailler ?

4| Autres questions plus générales

- Êtes-vous fait pour travailler en équipe ?
- Dans votre groupe d'amis, quel rôle avez-vous ?
- Qu'est-ce qui vous a intéressé dernièrement dans l'actualité ?

- Quel genre de journaux lisez-vous ?
- Qu'est-ce-que vous aimez dans la vie ?
- Citez un ou deux sujets d'actualité sans les développer.
- Savez-vous vous servir d'un ordinateur ? Si oui, de quels logiciels ?
- Cela ne vous dérange pas de travailler avec des personnes plus jeunes que vous ?

5 | La dernière question

- Cette question est l'occasion de rectifier le tir pour un entretien qui ne se serait pas très bien déroulé. Si l'entretien n'a pas développé un aspect dont vous souhaitiez parler, c'est le moment !

Exemples

- Avez-vous quelque chose à ajouter à la fin de cet entretien ?
- Avez-vous des questions à nous poser ou quelque chose à ajouter ?
- Avant de nous quitter, expliquez-nous en une seule phrase pourquoi nous devrions vous intégrer à notre IFSI ?

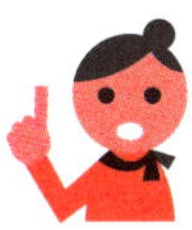

CONSEIL

Évitez les : « parce que je suis le meilleur..., parce que vous ne pouvez pas passer à côté de ma candidature... »

- Si vous avez le sentiment que l'entretien s'est bien déroulé, ne cherchez pas à en rajouter : réfléchissez quelques secondes pour vérifier que vous avez bien parlé de tous les faits que vous considérez comme importants.
- Ensuite, souriez. Remerciez. Attendez qu'on vous libère. Dites au revoir. Et sortez tranquillement...

TÉMOIGNAGE

Paroles de jury

Valérie, cadre de santé à l'hôpital, juré depuis de nombreuses années

Il faut que les candidats viennent avec quelque chose à dire ! Quelle que soit leur expérience, ils doivent montrer au jury qu'elle leur a permis de réfléchir... Qu'ils racontent les situations qu'ils ont rencontrées, comment ils ont concrètement aidé les gens. Qu'est-ce qui leur a plu ? Comment se sont-ils projetés en tant que futurs professionnels ? Que peut leur apporter la formation ?

Et sans nier les contraintes de cette profession, ne pas avoir non plus un discours trop négatif sur les horaires, la charge de travail, le manque de personnel, ça ne fait là que relayer des stéréotypes.

Il faut partir de son vécu et dire ce qui anime réellement car c'est un métier de passion et d'idéal qu'il faut avoir chevillé au corps en arrivant dans la carrière !

3 ENTRAÎNEMENT GUIDÉ

1 Se préparer à l'entretien

Le principe même d'un oral est d'être en face à face avec le jury. Vous allez donc vous retrouver devant 2 ou 3 personnes qui vont évaluer votre prestation. Autant mettre toutes les chances de votre côté et donner au jury la meilleure image de vous-même.

A| Savoir-être et positionnement

Le discours sera d'autant mieux perçu s'il est vivant et expressif. À travers vos mots et votre attitude, vous montrez votre personnalité, tout en restant courtois et disponible. Le jury doit ressentir que vous êtes ouvert au dialogue et aux questions.

1| L'attitude

- Dans le terme « attitude », il faut comprendre votre comportement pendant l'épreuve. Tout d'abord, vous devez sourire ! Cette attitude rend mentalement positif et permet d'être plus communicatif.

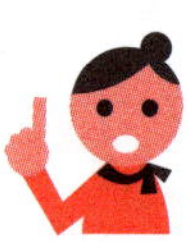

CONSEILS

Lors de l'épreuve orale, il est indispensable que vous fassiez preuve d'une certaine humilité : vous ne connaissez pas tout et n'oubliez pas que c'est pour cette raison que vous souhaitez intégrer une formation de 3 années. Même si vous estimez être bien préparé à cette épreuve, vous ne devez pas surestimer vos capacités au risque de paraître arrogant et suffisant.

À NE PAS FAIRE !

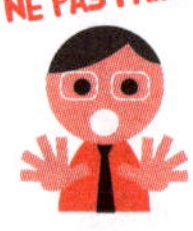

Certains comportements doivent être évités à tout prix :
- la familiarité : ne cherchez pas la complicité avec le jury (pas de clin d'œil par exemple...) ;
- l'humour : même si le jury plaisante à propos de ce que vous venez de dire, ne surenchérissez pas ;
- la négativité : ne partez pas perdant !

- Si l'entretien ne se déroule pas comme vous le souhaitiez, maîtrisez tout de même les réactions négatives qui pourraient vous desservir :
  - ne soyez pas terne, passif, désabusé ;
  - ne vous montrez pas arrogant, ironique, ni agressif.

2 | La posture

- Elle désigne la position du corps, la façon dont vous vous tenez face au jury.
- La plupart du temps, vous êtes assis sur une chaise, face aux membres du jury et devant une table. Si c'est le cas, il convient de poser vos mains et vos bras sur la table, cela favorise une posture coopérative pour l'échange avec le jury.

MÉTHODE

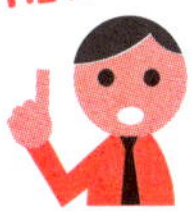

Si vous n'avez pas de table, vous devrez vous asseoir au milieu de la chaise, dos droit :
- pas trop au bord, cela pourrait laisser croire que vous avez peur et que vous n'attendez qu'une chose : partir !
- pas trop au fond ou trop avachi pour ne pas donner une image de nonchalance, de « décontraction ». Bien entendu, les bras ballants, le pied posé sur un genou ou les jambes écartées sont à proscrire ;
- ne gigotez pas (surtout si vous avez une chaise tournante), ne tripotez pas votre stylo et n'agitez pas les mains dans tous les sens. Cela ne signifie pas non plus que vous devez rester figé ;
- ne croisez pas les bras : en langage du corps, cela dénote une attitude fermée aux autres.

En résumé, soyez calme, respirez et maîtrisez votre corps.

3 | La tenue

- La présentation vestimentaire est très importante : il est préférable de choisir une tenue soignée, confortable dans laquelle on est à l'aise, ni trop sophistiquée, ni trop décontractée. Vous devez vous sentir vous-même.
- Une hygiène corporelle irréprochable (ongles courts, nets, sans vernis) et une coiffure simple (cheveux propres et disciplinés) sont indispensables.
- Si vous mettez un parfum, choisissez-le léger, surtout ni capiteux, ni entêtant.

ATTENTION

Les piercings et autres multiples boucles d'oreilles ne renvoient pas à l'image que l'on se fait généralement d'un futur professionnel de la santé. Évitez les bijoux voyants, les bagues à chaque doigt et les bracelets qui risquent de tinter ou de heurter la table à chaque mouvement.

CONSEILS

Si vous voulez inspirer confiance
- redressez-vous sur votre siège ;
- tenez votre tête bien droite ;
- respirez tranquillement ;
- ayez une tenue irréprochable

et surtout… souriez !

B| Les modes d'expression

1| La communication verbale

- C'est la capacité à s'exprimer de manière claire et cohérente. Il faut que le jury puisse suivre facilement votre discours :
  - faites des phrases courtes, structurées, argumentées. Donnez des exemples pour appuyer vos propos ;
  - articulez, variez le vocabulaire qui doit être précis et adapté : pas de langage parlé, ni de familiarité ;
  - répondez aux questions de manière réfléchie, sans naïveté ; construisez vos phrases ;
  - faites des pauses. Utilisées au bon moment, elles permettent au jury d'assimiler ce qu'il entend, elles mettent en valeur ce que vous dites.

À NE PAS FAIRE !

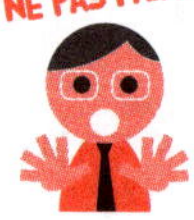

Évitez les longues hésitations, les « euh… » entre chaque mot comme si vous ne saviez pas organiser vos pensées, les tics de langage, les mots parasites du type : « quoi ! hein ? Donc… vous comprenez ?… vous me suivez ?… » à chaque fin de phrase. Le jury risque d'être déconcentré et de se focaliser sur ces éléments qui brouillent le discours.

- Votre voix doit être posée, audible, ni trop forte, ni trop basse tout en étant tonique. Le dynamisme doit transparaître dans votre voix.
- Le débit de parole doit être équilibré : ni trop rapide (le jury risque de ne pas comprendre), ni trop lent (le jury risque de se lasser).

2| La communication non verbale

C'est la plus difficile à contrôler car il y a une grande part d'inconscient mais c'est aussi celle qui a le plus d'importance. Elle renforce et crédibilise le message verbal comme elle peut aussi le discréditer si elle est inadaptée.

a. Le regard

Il doit être franc et direct. Adressez-vous à l'ensemble du jury, regardez chacun des membres tour à tour, et pas seulement la personne qui vous a posé la question.

TÉMOIGNAGE

Paroles de jury

Françoise, cadre de santé

J'ai remarqué que certains candidats ont un vocabulaire très pauvre, expriment peu d'idées, parlent de leur « maman » ou de leur « papa » infirmier. Ce sont souvent des jeunes qui semblent manquer de maturité. Ils sont facilement éliminés.

Paul, formateur en IFSI

Il m'est arrivé d'avoir une image négative d'un candidat ayant semblé s'adresser aux autres membres du jury, mais donnant l'impression de m'ignorer. Même si ce qu'il disait était pertinent et réfléchi, j'ai eu le sentiment d'être invisible et cela m'a fortement contrarié.

b. Les gestes

Attention aux gestes parasites qui peuvent dénoter un manque de confiance en soi : se frotter les mains, ramener une mèche de cheveux, mordiller ses lèvres…

c. Les expressions du visage

N'hésitez pas à sourire, même si le jury n'y répond pas. Contrôlez les mouvements de la tête, les mimiques (désapprobation, froncement de sourcils, moue…).

3 | L'écoute

Une communication efficace repose sur des interlocuteurs qui s'écoutent. Soyez attentif aux questions du jury et à leurs remarques. N'hésitez pas à faire répéter la question ou reformulez-la pour être sûr de l'avoir bien comprise. Ne coupez pas la parole, même si vous anticipez la fin de la question qui vous est posée.

C | La gestion du stress

- Les membres du jury rencontrent des dizaines de candidats et sont donc habitués au stress que peut engendrer l'épreuve orale.

ATTENTION

Le jury est généralement bienveillant à l'égard des candidats et fait en sorte d'instaurer un climat favorable à l'échange. Cependant, chaque jury a ses propres méthodes dont certaines visent parfois à déstabiliser le candidat. Si c'est le cas, il ne faut surtout pas perdre ses moyens ! Adopter une telle attitude a tout simplement pour but de vérifier votre réactivité et votre capacité à vous reconcentrer.

- Si le jury vous interrompt pour vous poser des questions, ne soyez pas désarçonné. Cela ne signifie pas forcément que vous vous êtes trompé. Ces interruptions ne doivent pas vous faire perdre vos moyens. Si toutefois vous « perdez le fil », dites-le et reprenez votre discours ou bien passez à l'idée suivante.
- Ne vous mettez pas la pression inutilement : ayez confiance en vous et en vos capacités. L'entretien avec le jury n'a pas pour objectif de vous juger en tant que personne mais d'évaluer votre potentiel en tant que futur professionnel.
- Si vous échouez, cela ne veut pas dire que vous ne serez jamais infirmier. Il faudra réessayer, mieux se préparer et surtout réfléchir aux points à améliorer.

TÉMOIGNAGE

Paroles d'étudiant

Bastien, 23 ans, en formation à l'IFSI

J'ai eu de très bons résultats à l'épreuve orale lorsque j'ai tenté le concours pour la 2e fois. Lors de cet entretien, je n'étais pas mieux préparé que la première fois. Je pense que, cette fois-ci, ce qui a joué était la détermination que j'ai montrée et qui avait été complètement masquée la première fois par mon angoisse et mon stress !

MÉTHODE

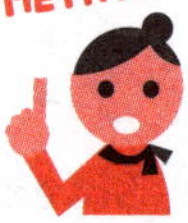

- Soyez attentif aux signes du stress qui vous gagne : transpiration excessive, plaques rouges, torsion des doigts, difficulté à déglutir, bouche sèche, mains moites. La meilleure façon de le prévenir est d'identifier les facteurs qui peuvent l'augmenter et surtout ce qui peut vous aider à le surmonter.
- Respirez et faites des pauses pour vous reconcentrer, jusqu'à ce que la pression retombe. Parfois, la visualisation d'une image mentale positive peut être bénéfique pour reprendre le contrôle de ses émotions.
- Prévoyez des mouchoirs pour vous essuyer les mains ou une petite bouteille d'eau en cas de besoin. Vous pouvez également prévenir le jury ; parfois, le fait de verbaliser ses craintes aide à en atténuer les effets.

D| Conseils pratiques pour le jour J

» Les jours précédant l'épreuve

- Repérez les lieux 1 ou 2 jours avant l'oral pour ne pas être pris au dépourvu : le trajet, les possibilités pour se garer, les arrêts de bus, le temps de marche.
- Dormez suffisamment.

» La veille au soir

- Préparez vos affaires (convocation, pièce d'identité, stylos...).
- Prévoyez une petite bouteille d'eau, une barre de céréales, des mouchoirs si besoin.
- Détendez-vous et couchez-vous de bonne heure.

» Le jour de l'épreuve

- Prenez un petit-déjeuner, même léger, mais ne partez pas le ventre vide : vous allez avoir besoin de beaucoup d'énergie !
- Soyez ponctuel (anticipez d'éventuels problèmes dans les transports ou embouteillages). Ne prenez pas le risque d'arriver essoufflé et en nage. Inutile non plus d'être trop en avance : si vous arrivez trop tôt, l'attente fera monter la pression.
- Ne regardez pas votre dossier ni votre présentation : faites-vous confiance, vous avez suffisamment travaillé.
- Ne fumez pas juste avant d'entrer : ce serait dommage de donner comme première impression de vous-même une forte odeur de cigarette.
- Éteignez votre portable ; vous risquez ensuite d'oublier de le faire.
- Ayez une attitude adaptée dès que vous franchissez la porte de l'établissement, vous ne savez pas qui vous pouvez croiser.

» Au moment de rentrer dans la salle du jury

- Si vous avez un chewing-gum, jetez-le.
- Respirez profondément par le ventre.
- Si vous avez tendance à « jouer » avec votre stylo, ne le prenez pas à la main.
- Souriez, dites « bonjour » en regardant l'ensemble des membres du jury et attendez que l'on vous invite à vous asseoir. Si on ne vous dit rien, demandez poliment l'autorisation de le faire.

» Pendant l'épreuve

- S'il y a une table, posez vos mains dessus (cela vous aidera).
- Regardez les examinateurs tour à tour.
- Si vous sentez que le jury ne vous comprend pas ou ne semble pas approuver ce que vous dites, ne vous troublez pas, reformulez, réajustez.
- Gérez votre énergie, le jury doit ressentir votre motivation, votre dynamisme.
- Respirez et faites des pauses pour vous reconcentrer.

» À la fin de l'épreuve

Remerciez le jury et dites au revoir.

2 La présentation

Exemple de présentation

Bonjour, je m'appelle. Léa R., j'ai 35 ans, je suis mariée, j'ai 2 enfants de 10 et 13 ans et je me présente au concours pour la première fois.

Après un bac littéraire, je suis rentrée en fac de psycho mais, au cours de la deuxième année, les circonstances de la vie ont fait que j'ai dû arrêter la fac et chercher un travail. Je n'ai jamais pu valider la licence.

[La candidate ne s'étend pas sur l'interruption de ses études, ce n'est pas nécessaire. Si jamais le jury veut le savoir, la question lui sera posée à la fin.]

J'ai été embauchée dans une maison de retraite dans laquelle j'ai travaillé pendant 3 ans : autant au ménage qu'auprès des personnes âgées. J'y ai appris l'importance du travail en équipe, d'avoir de la patience, de la tolérance, d'être à l'écoute, de ce besoin relationnel que ressentent les personnes isolées, et bien sûr l'importance de la rigueur dans les protocoles d'hygiène et de soins.

[Elle présente les compétences qu'elle a acquises et sa connaissance des règles d'hygiène.]

Et c'est là que j'ai découvert le métier d'infirmière.

Ce métier m'a tout de suite plu, j'ai questionné toutes les infirmières que j'ai rencontrées sur les études, les lieux d'exercice mais mon deuxième enfant était encore petit et je ne me suis pas sentie de me lancer dans ces études.

[Elle montre son intérêt pour le métier et pour la formation. Elle a fait preuve de curiosité et s'est donné les moyens de rencontrer des professionnels. De plus, elle montre qu'elle est réfléchie et a su attendre d'être prête.]

J'ai ensuite travaillé dans le commerce de mon mari pendant près de 10 ans jusqu'à ce jour. Là, j'ai renoué avec les mathématiques au travers de la comptabilité et de la gestion et j'ai surtout développé un grand sens relationnel au contact de la clientèle.

[La candidate prouve au jury sa maîtrise des règles mathématiques et son sens relationnel.]

Aujourd'hui, je me sens prête, mes enfants sont plus grands, mon mari me soutient et j'ai vraiment envie de me réaliser professionnellement en exerçant un métier auquel je pense depuis longtemps.

[Elle souligne sa motivation et sa disponibilité ainsi que le soutien de sa famille.]

 # vidéo

Simulations d'entretiens avec le jury

foucherconnect.fr/20rcinfirmier07

3 La discussion avec le jury

Votre présentation est terminée et vous allez maintenant devoir répondre aux questions du jury : soit celles-ci ont été posées tout au long de l'entretien, soit il reste une dizaine de minutes pendant lesquelles le jury va revenir sur votre présentation personnelle. Le ton de l'échange devient généralement plus décontracté.

A | Comment allez-vous financer votre formation ?

En fait, j'étais inscrite en tant que conjoint collaborateur et j'ai donc droit à une aide. Mon mari me soutient et nous avons mis de l'argent de côté. De plus, j'ai vu qu'en fin de première année, si je valide toutes les compétences, je pourrai travailler en tant qu'aide-soignante ; cela me permettra de gagner un peu d'argent tout en restant dans le milieu paramédical.

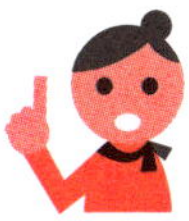

PAROLE DE JURY
Le jury veut savoir si votre projet est structuré, si vous assumerez le coût des études et le fait de ne pas avoir de revenu pendant les 3 ans. En effet, la charge de travail en IFSI laisse peu de temps disponible pour une activité salariée.

B | Pourquoi choisissez-vous de faire une formation d'infirmier et non d'aide-soignant ?

Ayant pu observer les infirmiers, j'avoue que les soins techniques m'attirent et puis également la notion de responsabilité. Nous en avons parlé en famille car il est vrai que, pour aide-soignant, je n'aurais eu que 10 mois d'études à faire. Mais tout le monde me soutient et les études d'infirmière vont tellement m'apporter. Quitte à reprendre une formation à 35 ans, pourquoi ne pas viser celle qui m'attire ? Je m'en sens tout à fait capable.

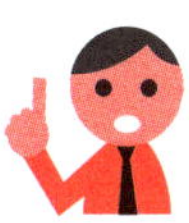

PAROLE DE JURY
La candidate montre qu'elle a réfléchi, qu'elle connaît le métier. Le jury peut alors vérifier si la candidate connaît les spécificités et les difficultés du cursus infirmier.

C | Êtes-vous faite pour travailler en équipe ?

Oh, oui. C'est essentiel, chaque personne a un rôle important, tout le monde est complémentaire. Le travail en équipe dépend du respect, du soutien et de l'écoute que chacun apporte. J'ai pu en avoir un aperçu quand j'ai travaillé en maison de retraite et je me suis vraiment sentie intégrée : on travaille tous pour le bien-être des personnes, on peut compter les uns sur les autres.

Et puis avoir un mari et deux enfants, c'est un travail d'équipe au quotidien.

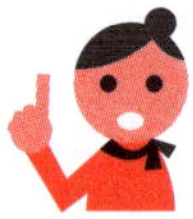

PAROLE DE JURY

La candidate confirme sa connaissance du travail en équipe.
Elle a une vision réaliste du métier.

D| Comment pensez-vous concilier vie personnelle et vie professionnelle ?

Nous en avons parlé : les enfants sont plus autonomes et, les soirs où je rentrerai plus tard, ils pourront rester seuls en attendant le retour de mon mari. Pour les devoirs, mon mari va s'investir davantage, le plus grand peut aider le plus petit et sinon il y a une jeune étudiante qui est prête à venir faire du soutien. Ils m'ont même aménagé un coin dans le salon pour que je puisse travailler !

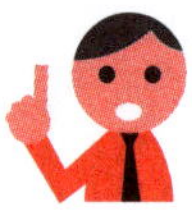

PAROLE DE JURY

Le jury insiste pour être sûr que le projet est vraiment réfléchi et que rien ne pourra l'interrompre.
Chaque année, des étudiants arrêtent leurs études parce qu'ils se rendent compte que ce métier ou ces études ne sont pas faits pour eux.
Le rôle du jury est de s'assurer que le candidat devant eux a bien réfléchi et saura surmonter les difficultés inhérentes à ces études quelles qu'elles soient, personnelles, financières, dues à la charge de travail…

E| Que ferez-vous en cas d'échec ?

Je chercherai à en comprendre les raisons afin de travailler sur celles-ci et pouvoir me préparer davantage pour l'année prochaine.

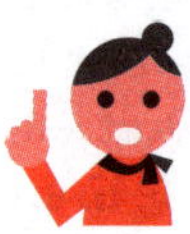

PAROLE DE JURY

Elle montre sa détermination à vouloir exercer ce métier, il semble qu'elle ne se découragera pas.

Simulation orale 1

Entretien avec le jury

Durée : 20 minutes

LA PRÉSENTATION DU CANDIDAT

Jury : Bonjour Monsieur, veuillez-vous asseoir. Nous sommes M. B., Mme L. et Mme R. Nous allons vous demander de vous présenter, puis nous vous poserons plusieurs questions. L'entretien va durer 20 minutes. Êtes-vous prêt ? Alors, nous vous écoutons.

Candidat : Bonjour, je m'appelle Steven H. et j'ai 25 ans. Ma mère est infirmière et j'ai toujours voulu travailler dans le milieu médical sauf que je ne savais pas vers quel métier me diriger.

Après avoir eu mon bac S, j'ai intégré la fac de médecine comme beaucoup d'autres mais je n'ai pas réussi à passer en 2e année. Je n'ai pas voulu retenter une deuxième fois la 1re année ni tenter le concours d'entrée en école d'infirmiers ; j'avais perdu confiance en mes capacités de suivre des longues études et je me suis inscrit en école d'aides-soignants. J'ai réussi le concours d'entrée, j'ai suivi la formation et, après avoir eu mon diplôme, j'ai postulé à l'hôpital ; cela fait 4 ans que je travaille en service de médecine interne.

C'est un métier très enrichissant qui m'a beaucoup apporté sur le plan relationnel, sur l'importance de toujours prendre en compte l'humain et surtout sur la rigueur dans les soins.

Maintenant, je me sens prêt à évoluer, à prendre plus de responsabilités et à avoir un rôle propre et, même si le métier d'aide-soignant va lui aussi évoluer, j'ai envie d'être plus dans le soin, d'apprendre les gestes techniques, j'aimerais beaucoup travailler dans un service de réanimation.

Je suis quelqu'un de très positif, j'ai de nombreux amis et j'ai toujours été dans l'écoute et dans l'aide. Je suis quelqu'un sur qui on peut compter, j'ai le sens de l'observation, je suis ponctuel et attentif.

Je souhaite vraiment pouvoir intégrer votre IFSI et c'est pour cela que je me présente aujourd'hui devant vous.

LES QUESTIONS DU JURY

Jury : Merci, nous allons maintenant vous poser quelques questions qui vont nous permettre de préciser votre profil. Comment allez-vous financer votre formation ?

Candidat : J'ai demandé une prise en charge à mon employeur et, si elle est refusée, j'ai la chance d'avoir des parents qui me soutiennent. Ils m'ont proposé de revenir vivre à la maison, ce que j'ai accepté. J'ai un travail jusqu'à la rentrée, je vais pouvoir continuer à mettre de l'argent de côté.

Jury : Que savez-vous des études en soins infirmiers ?

Candidat : J'ai beaucoup regardé l'ensemble des études et des stages. Je sais que les études durent 3 ans, qu'il y a 6 unités d'enseignement et 10 compétences à valider ; qu'il y a autant de formation théorique que de formation clinique dans les différents lieux de stage.

Jury : Pourquoi ne pas retenter l'entrée en médecine ?

Candidat : J'y ai bien réfléchi et j'ai besoin de ce contact privilégié avec les patients. Le métier d'aide-soignant m'a beaucoup apporté sur le plan humain et je veux rester au plus près des soins, pouvoir rassurer, soutenir, aider.

Jury : Que retenez-vous de l'épisode de pandémie ?

Candidat : Je travaillais dans mon service de médecine interne et nous avons dû nous réorganiser pour accueillir des patients atteint du Covid-19. J'avoue que cette période a été très difficile car, même si dans notre région, nous avons été préservés, la charge psychologique a été intense. Il fallait rassurer les patients, les familles et nos propres familles. Nous avons manqué d'équipements comme tout le monde au début et nous étions inquiets. Mais, si je ne devais retenir qu'une chose, ce serait la solidarité entre tous les soignants : nous avons vécu des moments difficiles mais l'intensité de cet esprit d'équipe nous a vraiment portés.

Jury : Quelles sont vos qualités ?

Candidat : Je suis persévérant, j'ai le sens de l'observation, je suis attentif aux autres et je sais me remettre en question.

Jury : Qu'avez-vous prévu de faire si vous n'êtes pas retenu dans notre IFSI ?

Candidat : J'exerce un métier que j'aime donc je continuerai à être aide-soignant. Peut-être que je changerais de service pour voir d'autres pathologies et d'autres prises en charge et que je retenterais la sélection.

Jury : Quelle est la différence pour vous entre un infirmier et un aide-soignant ?

Candidat : L'aide-soignant travaille sous la responsabilité de l'infirmier, il est très proche du patient notamment dans les soins du corps, il entre dans son intimité. L'infirmier a un rôle propre et un rôle prescrit, il prend en charge le patient dans sa globalité et il peut se spécialiser ou devenir cadre.

Jury : Très bien, nous vous remercions. Au revoir Monsieur.

L'AVIS DU JURY

Ce candidat a réussi à montrer sa motivation. Il a pris le temps de réfléchir et de mûrir son projet. Il connaît déjà le milieu médical, a acquis des compétences et de l'expérience.

Il semble vraiment déterminé, il a mis de l'argent de côté et accepte si besoin de retourner vivre chez ses parents pour financer sa formation.

Simulation orale 2

Entretien avec le jury

Durée : 20 minutes

LA PRÉSENTATION DE LA CANDIDATE

Jury : Bonjour Madame, veuillez-vous asseoir. Nous sommes M. B. et Mme X. Nous allons vous demander de vous présenter puis nous vous poserons des questions complémentaires. L'entretien va durer 20 minutes. Êtes-vous prête ? Alors, nous vous écoutons.

Candidate : Bonjour, je m'appelle Marie D. et j'ai 25 ans. J'ai suivi un parcours scolaire classique jusqu'au lycée où j'ai présenté un bac S que j'ai raté. J'ai donc redoublé ma terminale et je me suis beaucoup interrogée sur ce que je voulais faire.

J'avais envisagé de tenter la fac de médecine mais, après l'échec de mon bac S, je me suis rendu compte que je ne souhaitais pas faire de longues études mais choisir une formation courte qui me permettrait d'avoir un métier plus rapidement.

De plus, je souhaitais exercer un métier où je serais réellement proche des gens, où je pourrais être en relation avec eux.

J'ai donc décidé de devenir diététicienne. J'ai fait un BTS et j'ai été embauchée dans une entreprise pour seconder la diététicienne qui y travaillait. Je suis restée 3 ans mais je me suis vite rendu compte que je ne m'épanouissais pas : j'avais envie d'être dans le soin, de travailler dans une équipe pluridisciplinaire et d'être plus proche des gens.

Le métier d'infirmière est un métier polyvalent, qui permet de travailler dans différents services mais aussi de se spécialiser.

Je suis jeune et je vis encore chez mes parents : c'est le moment ou jamais de me réorienter, j'ai des économies et j'ai la chance de pouvoir présenter la sélection de formation professionnelle.

Je me suis aussi inscrite sur Parcoursup puisque j'ai le bac pour doubler mes chances d'être retenue.

LES QUESTIONS DU JURY

Jury : Merci, nous allons maintenant vous poser quelques questions qui vont nous permettre de préciser votre profil. Que connaissez-vous du métier d'infirmier ?

Candidate : Je me suis beaucoup renseignée, j'ai rencontré des infirmières et des infirmiers et je les ai interrogés. Je suis allée sur des forums d'étudiants en IFSI et j'ai regardé le contenu des études.

J'ai le sentiment d'avoir découvert le métier pour lequel je suis faite : je suis quelqu'un de très sociable, dynamique, je suis attentive aux autres et j'aime aider les gens. On dit de moi que je suis très rassurante. Je suis aussi organisée et fiable.

Jury : Qu'attendez-vous de l'enseignement de cette formation ?

Candidate : Apprendre. Même si je me suis renseignée sur le métier d'infirmière, il y a tellement de domaines différents dans ces études.

J'ai hâte d'apprendre tout ce que sait faire un infirmier, comment le faire et pourquoi : les soins, les gestes techniques, l'anatomie, les maladies, les médicaments...

Jury : Quels sont, selon vous, les points négatifs dans le métier d'infirmier ?

Candidate : Je pense que ce doit être un métier éprouvant autant sur le plan de la fatigue physique que mentale. Travailler en horaires décalés, la nuit, les week-ends et les jours fériés, tout ça peut sembler contraignant mais, moi, ça ne m'inquiète pas du tout. Je pense que tous les métiers ont des côtés négatifs.

En revanche, être confrontée à l'angoisse des patients, des familles, à l'agressivité parfois et puis à la vieillesse, la mort... je pense que les études, les stages doivent nous aider à y faire face et à rester professionnels.

En tout cas, dans tout ce que j'ai pu lire ou entendre, ce qui revenait, c'est que c'est un métier très fatigant mais passionnant.

Jury : Qu'est-ce qui vous plait dans ce métier ?

Candidate : Ce qui m'attire le plus, c'est de prendre soin des personnes pas seulement sur le plan de leur santé mais aussi sur le plan psychologique, de pouvoir apporter du réconfort tout en les soignant. C'est un métier riche, qui permet de travailler en équipe pluridisciplinaire.

Jury : Pourrez-vous supporter la confrontation avec la mort, la maladie, la misère, la vieillesse ?

Candidate : C'est une question difficile car je ne sais pas comment je vais réagir, je n'y ai jamais été confrontée. Mais, ce que je sais, c'est que je ne l'appréhende pas, je pense même que ma réaction sera une réaction d'aide, de soutien. Je suis consciente que cela fait partie du métier. Et puis c'est vraiment ce que j'attends de cette formation, d'être confrontée à tout ça. À la vie.

Jury : Quelle place avez-vous dans votre cercle d'amis ?

Candidate : Je suis celle auprès de qui on vient quand ça ne va pas. Tous mes amis savent que je suis toujours disponible pour les écouter, sans juger. J'aime avoir ce rôle-là, pouvoir réconforter, aider. Ça ne veut pas dire qu'ils ne m'appellent pas quand ça va bien ! J'aime bien aussi organiser des fêtes, des soirées. C'est toujours moi qui m'occupe de planifier, de faire les comptes. En fait, j'adore me sentir utile.

Jury : Quel est votre plus gros défaut ?

Candidate : Je suis très, très organisée. Je sais que ça peut paraître être une qualité mais c'est vraiment quelque chose d'essentiel pour moi et j'aime quand tout est en ordre. Je ne suis pas obsessionnelle mais j'énerve mon frère et ma sœur parce que je range tout le temps derrière eux, dans notre salle de bains par exemple. Je leur ai réservé des étagères mais rien à faire. Alors je range et je nettoie parce qu'en fait ça ne dérange que moi, donc si je veux que ce soit net, je le fais.

Jury : Très bien, nous vous remercions. Au revoir, Madame.

L'AVIS DU JURY

Cette candidate est très claire, déterminée et dynamique. Elle s'est beaucoup renseignée et semble bien connaître la formation. Elle a une vision globale du métier.

Elle dit être organisée et semble avoir un esprit synthétique. Elle n'idéalise pas le métier non plus et c'est très intéressant. Elle a su prouver sa motivation.

Partie 5

LES CONNAISSANCES INDISPENSABLES

- Les mathématiques
- Les thèmes sanitaires et sociaux

Les mathématiques

FICHE 1

LES NOMBRES ENTIERS ET LES NOMBRES DÉCIMAUX

La numération décimale utilise 10 chiffres pour écrire les nombres : 0, 1, 2, 3, 4, 5, 6, 7, 8, 9. Les nombres servent à dénombrer et à calculer.

1 Apprendre le cours

A| L'écriture des nombres entiers

1| En chiffres

Un nombre entier est un nombre écrit sans virgule.

La position des chiffres indique combien il y a d'unités, de dizaines…

Lorsqu'on écrit un nombre entier, on laisse un espace entre les tranches de 3 chiffres en partant de la droite.

Milliards			Millions			Mille			Unités		
Centaines	Dizaines	Unités	Centaines	Dizaines	Unités	Centaines	Dizaines	Unités	Centaines	Dizaines	Unités
				2	1	7	3	0	5	9	4

Exemples

- 4 centaines = 40 dizaines = 400 unités
- 1 milliard = 1 000 millions
- Dans le nombre entier 21 730 594, le chiffre des unités est 4, celui des centaines de mille est 7, celui des dizaines de millions est 2.
- L'écriture correcte de 9845132 est 9 845 132.

2 | En lettres

Lorsqu'on écrit un nombre en lettres :

- mille est invariable ;
- vingt et cent prennent un « s » lorsqu'ils sont multipliés par un autre nombre et qu'ils ne sont suivis d'aucun nombre (sauf millions et milliards).

Exemples

4 700 s'écrit : quatre mille sept cents.
13 528 s'écrit : treize mille cinq cent vingt-huit.
750 000 000 s'écrit : sept cent cinquante millions.

B | L'écriture des nombres décimaux

Un nombre décimal est un nombre écrit avec une virgule.

Mille	Centaine	Dizaine	Unité	,	Dixième	Centième	Millième
	4	0	2	,	3	8	5

La place de la virgule indique la valeur représentée par chaque chiffre et comment lire le nombre. Le premier chiffre à gauche de la virgule est le chiffre des unités.

Exemples

8 unités = 80 dixièmes = 800 centièmes
Dans le nombre décimal 402,385, le chiffre des unités est 2, celui des dixièmes est 3, celui des dizaines est 0. La partie entière est 402, la partie décimale est 385 millièmes.

C | Les arrondis

1 | Arrondi à l'unité

Arrondir un nombre **à l'unité**, c'est écrire le nombre entier le plus proche de ce nombre. Pour arrondir un nombre à l'unité :

- si le premier chiffre après la virgule est 0, 1, 2, 3 ou 4, on prend la valeur entière immédiatement inférieure ;
- si le premier chiffre après la virgule est 5, 6, 7, 8 ou 9, on prend la valeur entière immédiatement supérieure.

Exemple

L'arrondi à l'unité de 97,23 est 97. L'arrondi à l'unité de 97,51 est 98.

2 | Arrondi au dixième

Arrondir un nombre **au dixième**, c'est écrire le nombre décimal avec un chiffre après la virgule le plus proche de ce nombre.

Exemples

L'arrondi au dixième de 142,363 est 142,4.

L'arrondi au dixième de 142,318 est 142,3.

MÉTHODE

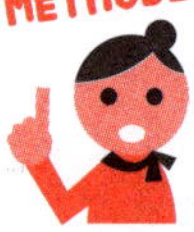

Comment arrondir un résultat ?

Énoncé

a. Arrondir à l'unité 154,731.

b. Arrondir au dixième 7,328.

Réponse

a. On repère le chiffre des dixièmes. C'est 7. Or 7 est supérieur à 5. D'après la règle, on arrondit par valeur supérieure. Donc l'arrondi à l'unité de 154,731 est 155.

b. On repère le chiffre des centièmes. C'est 2. Or 2 est inférieur à 5. Donc on arrondit par valeur inférieure. Donc l'arrondi au dixième de 7,328 est 7,3.

2 Appliquer le cours

Exercices

Écriture des décimaux

1. Dans chacun des nombres suivants, entourer le chiffre des unités :
589,3 ; 0,196 ; 1,023 ; 7 258 ; 53,14 ; 42 ; 50,478 ; 345 ; 0,056.

2. Écrire en chiffres les nombres suivants :
Sept mille dix-huit ; huit cent trois unités six dixièmes ; trois milliards soixante-trois millions ; quarante-six centièmes ; quinze millions cent dix-huit mille cinq cents ; dix mille quatre cent vingt-deux.

3. Dans les nombres suivants, indiquer si 7 est le chiffre des unités ou des dizaines ou des dixièmes, etc. : 78,45 ; 17 802 ; 721 000 000 ; 5,047 ; 37,041 ; 0,075 ; 748,99 ; 452,73.

Comparaison des décimaux

4. Compléter par < ou > : 283 ...... 382 ; 108,9 ...... 180,5 ; 43,6 ..... 43,78 ; 450 ..... 449,78 ; 312,77 ..... 312,658 ; 1 027,6 ..... 1 100 ; 0,012 ..... 0,102 ; 75,87 ..... 75,823 ; 18 ... 19,1.

5. Ranger par ordre croissant les nombres suivants :
13,5 ; 15,3 ; 20,30 ; 17,81 ; 15,11 ; 2,03 ; 13,63.
6. Ranger par ordre décroissant les nombres suivants :
0,18 ; 1,45 ; 0,2 ; 0,07 ; 1,04 ; 0,9 ; 0,01.
7. On a relevé le poids à la naissance de 10 nouveau-nés :
2,874 kg ; 3,195 kg ; 3,078 kg ; 2,452 kg ; 4,055 kg ; 3,486 kg ; 2,907 kg ; 3,772 kg ; 4,109 kg ; 2,248 kg. Donner les poids compris entre 3,2 kg et 4,1 kg.

Arrondis

8. Arrondir à l'unité les nombres suivants :
5,3 ; 41,63 ; 74,512 ; 408,196 ; 3,18 ; 0,704 ; 1,053 ; 0,179 ; 7 562,9.
9. Arrondir au dixième les nombres suivants :
5,861 ; 41,63 ; 74,512 ; 408,196 ; 3,18 ; 0,704 ; 1,053 ; 0,179 ; 7 562,98.
10. Arrondir au centième les nombres suivants :
5,861 ; 41,638 ; 74,512 ; 408,196 ; 3,188 ; 0,704 ; 1,053 ; 0,179 ; 7 562,987.
11. Arrondir à l'euro les sommes suivantes :
803,62 € ; 75,28 € ; 134,07 € ; 4,80 € ; 2 673,54 €.

Corrigé

Écriture des décimaux

1. 58**9**,3 ; **0**,196 ; **1**,023 ; 7 25**8** ; 5**3**,14 ; 4**2** ; 5**0**,478 ; 34**5** ; **0**,056.
2. Sept mille dix-huit : 7 018 ; huit cent trois unités six dixièmes : 803,6 ; trois milliards soixante-trois millions : 3 063 000 000 ; quarante-six centièmes : 0,46 ; quinze millions cent dix-huit mille cinq cents : 15 118 500 ; dix mille quatre cent vingt-deux : 10 422.
3. Dans 78,45 : 7 est le chiffre des dizaines ; dans 17 802 : 7 est le chiffre des unités de mille ; dans 721 000 000 : 7 est le chiffre des centaines de millions ; dans 5,047 : 7 est le chiffre des millièmes ; dans 37,041 : 7 est le chiffre des unités ; dans 0,075 : 7 est le chiffre des centièmes ; dans 748,99 : 7 est le chiffre des centaines ; dans 452,73 : 7 est le chiffre des dixièmes.

Comparaison des décimaux

4. 283 < 382 ; 108,9 < 180,5 ; 43,6 < 43,78 ; 450 > 449,78 ; 312,77 > 312,658 ; 1 027,6 < 1 100 ; 0,012 < 0,102 ; 75,87 > 75,823 ; 18 < 19,1.
5. 2,03 ; 13,5 ; 13,63 ; 15,11 ; 15,3 ; 17,81 ; 20,30.
6. 1,45 ; 1,04 ; 0,9 ; 0,2 ; 0,18 ; 0,07 ; 0,01.
7. 4,055 kg ; 3,486 kg ; 3,772 kg

Arrondis

8. 5 ; 42 ; 75 ; 408 ; 3 ; 1 ; 1 ; 0 ; 7 563.
9. 5,9 ; 41,6 ; 74,5 ; 408,2 ; 3,2 ; 0,7 ; 1,1 ; 0,2 ; 7 563,0.
10. 5,86 ; 41,64 ; 74,51 ; 408,20 ; 3,19 ; 0,70 ; 1,05 ; 0,18 ; 7 562,99.
11. 804 € ; 75 € ; 134 € ; 5 € ; 2 674 €.

FICHE 2

LE CHOIX D'UNE OPÉRATION

Les opérations (addition, soustraction, multiplication, division) permettent de résoudre des problèmes. Encore faut-il trouver les bonnes opérations à effectuer.

1 Apprendre le cours

A| L'addition

Les mots « total », « somme », « ajouter », « de plus que » dans l'énoncé d'un problème indiquent que des grandeurs s'ajoutent.

Exemple

Pour faire un cadeau commun à un ami, Pierre dispose de 8 €, Julie de 9,50 € et Sophie de 6,50 €. De quelle somme disposent-ils à eux trois ?

On cherche un total : les avoirs disponibles s'ajoutent les uns aux autres. On fait donc une addition : $8 + 9{,}50 + 6{,}50 = 24$. Pierre, Julie et Sophie disposent d'une somme de 24 € pour leur cadeau.

B| La soustraction

Les mots « différence », « reste », « enlever », « de moins que » dans l'énoncé d'un problème indiquent que des grandeurs se soustraient.

Exemples

1. Aurélie achète un jeu vidéo. Elle paie avec un billet de 50 €. Le commerçant lui rend 18 €. Quel est le prix du jeu vidéo ?

On cherche ce qui manque à 18 pour obtenir 50. On fait donc une soustraction : $50 - 18 = 32$. Le jeu vidéo coûte 32 €.

2. Mardi, le magasin Petiprix a reçu 1 208 clients, ce qui représentent 213 clients de plus que le lundi. Quel a été le nombre de clients lundi ?

Le magasin a reçu 213 clients de moins le lundi que le mardi.

Bien qu'il y ait l'expression « de plus » dans l'énoncé, on fait une soustraction : 1 208 – 213 = 995.

Le magasin a reçu 995 clients le lundi.

C| La multiplication

Il y a multiplication lorsqu'on prend plusieurs fois une même grandeur.

Grandeur pour une unité × nombre de fois = total

Les expressions « le litre », « à l'heure »... indiquent des grandeurs pour une unité.

Exemple

Un atelier de menuiserie fabrique des pieds de chaise. On lui passe une commande pour 26 chaises. Calculer le nombre de pieds à fabriquer.

Il y a 4 fois plus de pieds de chaises que de chaises. On fait donc une multiplication : $26 \times 4 = 104$. On fabrique 104 pieds de chaise.

D| La division

Il y a division lorsqu'on cherche combien de fois une grandeur est contenue dans une autre ou lorsqu'une grandeur est partagée en parties égales.

Total ÷ quantité = grandeur pour une unité

Total ÷ grandeur pour une unité = quantité

L'expression « deux fois moins que » se traduit par une division par 2.

L'expression « trois fois moins que » se traduit par une division par 3.

Exemples

1. Des bouteilles d'eau minérale sont conditionnées par paquet de 6. Combien fait-on de paquets avec 78 bouteilles ?

On cherche combien de fois 6 est contenu dans 78. On fait donc une division :

$78 \div 6 = 13$.

On fait 13 paquets de 6 bouteilles.

2. Elsa paie 7,38 € pour un morceau de viande de 0,450 kg. Calculer le prix du kg de viande.

$7{,}38 \div 0{,}450 = 16{,}40$.

Le prix du kg de viande est 16,40 €.

E | Quelques pièges à éviter

» Lorsqu'un problème se résout à l'aide d'une division, on ne divise pas toujours le plus grand nombre par le plus petit.

Exemple

4 crayons coûtent 2,20 €. Le prix d'un stylo est : $2,20 \div 4 = 0,55$ €.

» Ne pas confondre « de plus » et « fois plus ».

Exemple

Marie a 3 fois plus d'euros que Lucie. Celle-ci a 3 € de plus que Daniel qui possède 15 €. Combien Marie a-t-elle ?

- « de plus » se traduit par une addition : $15 + 3 = 18$. Lucie a 18 €.
- « fois plus » se traduit par une multiplication : $18 \times 3 = 54$. Marie a 54 €.

» Ne pas confondre « de moins » et « fois moins ».

Exemple

Jean a 4 livres de moins que Christophe. Brigitte a 4 fois moins de livres que Jean. Christophe possède 16 livres. Calculer le nombre de livres de Brigitte.

- « de moins » se traduit par une soustraction : $16 - 4 = 12$. Jean a 12 livres.
- « fois moins » se traduit par une division : $12 \div 4 = 3$. Brigitte a 3 livres.

MÉTHODE

Comment résoudre un problème d'intervalle ?

Énoncé

On plante des arbres tous les 8 mètres le long d'une allée de 56 mètres de long. On plante un arbre à chaque bout de l'allée. Calculer le nombre d'arbres nécessaires.

Réponse

On cherche combien de fois 8 est contenu dans 56.
On fait donc une division : $56 \div 8 = 7$.

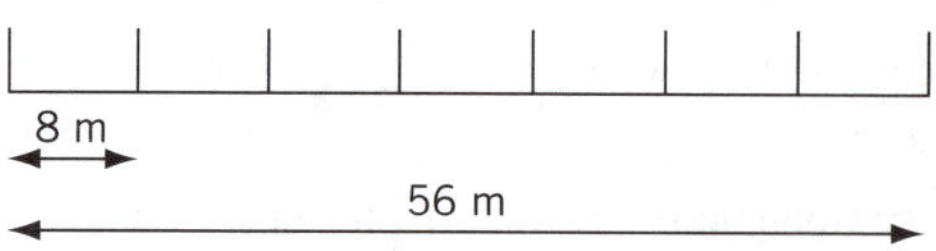

Mais attention, 7 est le nombre d'intervalles. Le schéma permet de voir qu'il y a un arbre de plus que d'intervalles. Il faut donc 8 arbres.

CONSEIL

Le schéma est une aide dans la recherche de la solution. Il résume l'énoncé.

2 Appliquer le cours

Exercices

1. Une cuillère à soupe contient 15 millilitres de liquide. Martine absorbe 2 cuillères à soupe de sirop chaque jour pendant 7 jours. Quelle quantité de sirop a-t-elle consommée ?

2. Une tablette de chocolat noir de 200 grammes est faite de 8 rangées de 5 carreaux chacun.
a. Combien y a-t-il de carreaux dans la tablette ?
b. Quelle est la masse d'un carreau ?

3. Une boîte contient une masse de 400 grammes de lait en poudre. Une mesurette rase correspond à 4,4 grammes de lait. Combien de mesurettes pleines peut-on remplir avec cette boîte, en admettant qu'il n'y a pas de perte ?

4. Lundi, Alix a pris 6 biberons de 120 millilitres. Mardi, il a absorbé au total 30 millilitres de plus que lundi. Quelle quantité de lait Alix a-t-il absorbé sur les deux jours ?

5. Un rôti à 13,60 € le kg a coûté 17,68 €. Quel est le poids du rôti ?

6. Un litre d'eau de mer donne 0,035 kg de sel par évaporation. Quelle quantité de sel obtient-on à partir de 1 000 litres d'eau de mer ?

7. Un cubitainer contient 530 centilitres de vin. On transvase ce vin dans des bouteilles de 75 centilitres. Combien de bouteilles peut-on remplir complètement ?

8. Au supermarché, j'ai acheté 2 melons de 0,6 kg à 1,50 € pièce, 1,8 kg de pommes de terre à 1,20 € le kg, 2 bouteilles d'eau de 1,5 litre à 1,80 € la bouteille. Un litre d'eau pèse 1 kg.
a. Quel poids total de marchandises ai-je mis dans le chariot ?
b. Quelle est la dépense totale ?

Corrigé

1. $15 \times 2 \times 7 = 210$ millilitres.
2. a. $5 \times 8 = 40$ carreaux.
b. $200 \div 40 = 5$ grammes par carreau.
3. $400 \div 4{,}4 \approx 90{,}9$. On peut remplir 90 mesurettes pleines.
4. $120 \times 6 \times 2 + 30 = 1\,470$ millilitres.
5. $17{,}68 \div 13{,}6 = 1{,}3$ kg.
6. $0{,}035 \times 1\,000 = 35$ kg.
7. $530 \div 75 \approx 7{,}06$. On peut remplir complètement 7 bouteilles.
8. a. $0{,}6 \times 2 + 1{,}8 + 1{,}5 \times 2 = 6$ kg.
b. $1{,}5 \times 2 + 1{,}2 \times 1{,}8 + 1{,}8 \times 2 = 8{,}76$ €.

FICHE 3

LA PROPORTIONNALITÉ

Les grandeurs proportionnelles sont au cœur de notre vie quotidienne : calculs de prix, de vitesses, d'échelles. Elles sont aussi une source presque inépuisable d'exercices et de problèmes...

1 Apprendre le cours

A| Une propriété caractéristique

» Lorsque deux grandeurs sont proportionnelles, si l'une est multipliée (ou divisée) par 2, 3, 4..., l'autre est aussi multipliée (ou divisée) par 2, 3, 4...

Exemple

Un gâteau pour 3 personnes nécessite 75 g de beurre. La quantité de beurre est proportionnelle au nombre de personnes. On veut connaître la quantité de beurre à mettre dans un gâteau pour 6 personnes.

6 est le double de 3 car $3 \times 2 = 6$.

Il faut donc deux fois plus de beurre dans un gâteau pour 6 personnes que dans un gâteau pour 3 personnes.

$75 \times 2 = 150$. Il faut 150 g de beurre dans un gâteau pour 6 personnes.

» **Attention** : ce n'est pas parce que deux grandeurs augmentent (ou diminuent) en même temps qu'elles sont proportionnelles. Elles doivent varier dans les mêmes proportions.

Exemple

Voici les tarifs d'une papeterie : le paquet de 50 enveloppes est à 2,10 € ; le paquet de 100 enveloppes est à 4,10 €. Le prix des enveloppes n'est pas proportionnel au nombre d'enveloppes. En effet, 100 est le double de 50 ; mais 4,10 n'est pas le double de 2,10.

B| La règle de trois

Un problème de proportionnalité peut se résoudre à l'aide d'une « règle de trois » : connaissant trois nombres, on en cherche un quatrième.

Exemples

1. 125 g de yaourt contiennent 180 mg de calcium. On veut connaître la quantité de calcium contenue dans 100 g de yaourt sachant que la quantité de calcium est proportionnelle à la quantité de yaourt.

1 g de yaourt apporte 125 fois moins de calcium que 125 g de yaourt.

La quantité de calcium apportée par 1 g de yaourt est : $\frac{180}{125} = 1{,}44$ mg.

100 g de yaourt apporte 100 fois plus de calcium que 1 g de yaourt.

La quantité de calcium apportée par 100 g de yaourt est : $1{,}44 \times 100 = 144$ mg.

On peut rassembler les deux calculs précédents en une seule écriture appelée « **règle de trois** » : $\frac{180 \times 100}{125}$.

2. Il faut 120 grammes de riz pour préparer un plat pour 3 personnes. Quelle quantité de riz faut-il pour un plat pour 5 personnes ? On suppose qu'il y a proportionnalité entre la quantité de riz et le nombre de personnes.

$\frac{120 \times 5}{3} = 200$. Il faut 200 grammes de riz pour 5 personnes.

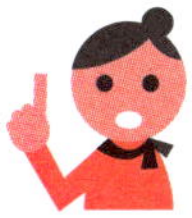

CONSEIL

Pensez à utiliser dans cette fiche ce qui a été vu dans la fiche 2 : choix d'une opération.

C| Proportionnalité ou non ?

Avant d'écrire une règle de trois pour résoudre un problème, il faut s'assurer qu'on est bien dans une situation de proportionnalité. Pour cela, il existe différentes possibilités :

- l'énoncé indique que les grandeurs sont proportionnelles ;
- on regarde si les grandeurs vérifient la propriété caractéristique donnée dans la première partie. On doit se poser la question : si l'une des grandeurs double, est-ce que l'autre double aussi ?
- on vérifie si le prix unitaire (ou plus généralement la quantité unitaire) est le même dans tous les cas.

Exemple

Voici un extrait du tarif affiché à une gare de péage d'autoroute :

Sortie A : 65 km 6 € ; sortie B : 115 km 9,70 € ; sortie C : 228 km 16,32 €.

Avec ces renseignements, peut-on calculer le péage à payer pour une distance de 100 km ?

On regarde si le prix au km est le même dans les trois cas :

$\frac{6}{65} \approx 0{,}092$ € ; $\frac{9{,}70}{115} \approx 0{,}084$ € ; $\frac{16{,}32}{228} \approx 0{,}072$ €. Le prix au km n'est pas le même.

Le péage n'est pas proportionnel à la distance.

On ne peut donc pas calculer le péage pour une distance de 100 km à partir des tarifs affichés.

MÉTHODE

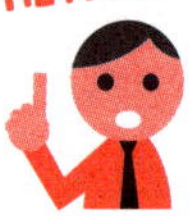

Comment écrire une règle de trois ?

Énoncé

Le débit d'une perfusion est de 21 millilitres en 30 minutes.

a. Combien de millilitres passent en 50 minutes ?

b. Combien de temps faut-il pour passer 105 millilitres ?

Réponse

a. • On schématise l'énoncé :

21 mL → 30 minutes

? → 50 minutes

• On trace la diagonale entre deux termes connus :

21 → 30

? → 50

• On effectue le produit en diagonale et on divise par le terme restant.

On obtient la règle de trois : $\frac{21 \times 50}{30}$.

• On calcule : $\frac{21 \times 50}{30} = \frac{1\,050}{30} = 35$. On passe 35 mL en 50 minutes.

b. • On schématise l'énoncé :

21 mL → 30 minutes

105 mL → ?

• On écrit la règle de trois et on calcule : $\frac{105 \times 30}{21} = 150$

• Il faut 150 minutes, soit 2 h 30 min pour passer 105 mL.

2 Appliquer le cours

Exercices

1\. a. 8 biscuits identiques pèsent 125 grammes. Calculer le poids de 6 biscuits (si c'est possible).
b. Mathias mesure 85 cm à 2 ans. Calculer sa taille à 4 ans (si c'est possible).
c. 100 grammes de biscuit apportent 509 kcal. Calculer la masse de biscuit qui apporte 100 kcal (si c'est possible).

2\. Les pédiatres s'accordent à dire que les besoins en eau par jour d'un bébé dans les premiers mois de sa vie sont aux alentours de 0,15 litre par kilogramme.
a. Calculer le besoin d'eau journalier, en litres, d'un bébé pesant 5,4 kilogrammes.
b. Déterminer la masse d'un bébé devant boire 0,63 litre d'eau par jour.

3\. La recette pour fabriquer une boisson sucrée demande de mélanger 3 doses de sirop avec 5 doses d'eau. Quelle quantité de sirop, exprimée en litres, faut-il utiliser pour obtenir 6 litres de cette boisson ?

4\. 500 arbres jeunes absorbent 1,5 tonne de CO_2 (dioxyde de carbone) par an.
Un Français produit en moyenne 6,2 tonnes de CO_2 par an.
a. Combien d'arbres sont nécessaires pour absorber 6,2 tonnes de CO_2 par an ? Arrondir à la centaine.
b. Quelle est la quantité de CO_2, en tonnes, absorbée par 20 000 arbres en un an ?

5\. Pour préparer une solution détergente, il faut diluer 5 millilitres de produit dans 2 litres d'eau. Combien de millilitres de produit doit-on prendre pour 7 litres d'eau ?

Corrigé

1\. a.
8 biscuits → 125 g.
6 biscuits → ? g.
$\frac{125 \times 6}{8} = 93{,}75$. 6 biscuits pèsent 93,75 grammes.
b. La taille de Mathias n'est pas proportionnelle à son âge. Donc on ne peut pas calculer sa taille à 4 ans.
c. Le nombre de kilocalories est proportionnel à la masse de biscuits.
$\frac{100 \times 100}{509} \approx 19{,}6$.
19,6 g de biscuit apportent 100 kcal.

2\. a. $0{,}15 \times 5{,}4 = 0{,}81$ litre.
b. $0{,}63 \div 0{,}15 = 4{,}2$ kg.

3\.
3 L sirop → 8 L boisson.
? L sirop → 6 L boisson.
$\frac{3 \times 6}{8} = 2{,}25$ litres de sirop.

4\. a. $\frac{500 \times 6{,}2}{1{,}5} \approx 2\,100$ arbres.
b. $\frac{1{,}5 \times 20\,000}{500} = 60$ tonnes.

5\. $\frac{5 \times 7}{2} = 17{,}5$ millilitres de produit.

FICHE 4

LES FRACTIONS

Fractionner, d'après le dictionnaire, c'est diviser, partager. Les fractions permettent de partager des grandeurs : prix, longueurs...

1 Apprendre le cours

A| Qu'est-ce qu'une fraction ?

» Une fraction (ou nombre fractionnaire) est le rapport de deux nombres entiers.

» Dans une fraction :

- le nombre au-dessous du trait indique en combien de parties égales on divise une quantité. C'est le **dénominateur** de la fraction. Il ne doit pas être égal à 0 ;
- le nombre au-dessus du trait indique combien on prend de ces parties. C'est le **numérateur** de la fraction.

Exemple

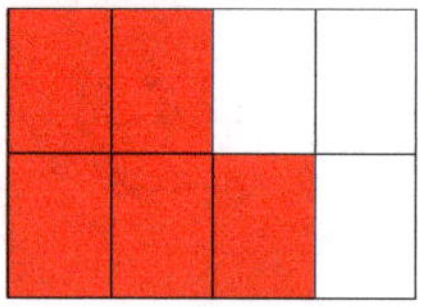

Le rectangle ci-dessus est divisé en huit carreaux rectangulaires égaux.

Chaque carreau représente un huitième (on écrit $\frac{1}{8}$) de la figure.

Les cinq carreaux colorés représentent les cinq huitièmes (on écrit $\frac{5}{8}$) de la figure.

Dans la fraction $\frac{5}{8}$, 5 est le numérateur de la fraction et 8 est son dénominateur.

B | La lecture d'une fraction

» Pour lire une fraction, on lit successivement le nombre du numérateur et le nombre du dénominateur que l'on fait suivre de la terminaison « ième ».

Exemples

$\frac{7}{100}$ se lit sept centièmes ; $\frac{7}{15}$ se lit sept quinzièmes.

» Exceptions

- Si le dénominateur est 2, on fait suivre le nombre du numérateur du mot « demi ».
- Si le dénominateur est 3, on fait suivre le nombre du numérateur du mot « tiers ».
- Si le dénominateur est 4, on fait suivre le nombre du numérateur du mot « quart ».

Exemples

$\frac{1}{2}$ se lit : un demi ; $\frac{7}{2}$ se lit : sept demis ; $\frac{4}{3}$ se lit : quatre tiers ; $\frac{9}{4}$ se lit : neuf quarts.

C | L'écriture décimale d'une fraction

On calcule l'écriture décimale d'une fraction en divisant le numérateur par le dénominateur.

Exemples

$\frac{5}{8} = 0{,}625$ car en divisant 5 par 8, on obtient exactement 0,625.

$\frac{11}{7} \approx 1{,}571$ (arrondi au millième). Ce résultat est obtenu en divisant 11 par 7.

D | Fraction égale à une fraction donnée

» On obtient une fraction égale à une fraction donnée en divisant son numérateur et son dénominateur par un de leur diviseur commun. On dit que l'on **simplifie** la fraction. On obtient une fraction dont les termes sont inférieurs à ceux de la fraction initiale.

Exemple

Si on simplifie la fraction $\frac{4}{10}$ par 2, on obtient la fraction $\frac{2}{5}$: $\frac{4}{10} = \frac{2}{5}$ (÷ 2 au numérateur et au dénominateur).

» On obtient une fraction égale à une fraction donnée en multipliant son numérateur et son dénominateur par un même nombre entier (non égal à 0).

Exemple

Écrire une fraction égale à $\frac{4}{3}$ dont le dénominateur est égal à 15.

$$\frac{4}{3} \overset{\times 5}{=} \frac{20}{15}$$

Pour passer de 3 à 15, on multiplie le dénominateur par 5.
Donc on multiplie le numérateur par 5 pour obtenir une fraction égale.

MÉTHODE

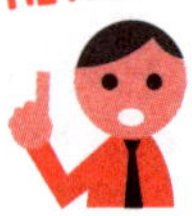

1. Comment simplifier une fraction ?

Énoncé

Simplifier la fraction $\frac{15}{18}$.

Réponse

• On cherche un diviseur commun au numérateur et au dénominateur, s'il existe.
3 est un diviseur commun à 15 et à 18.

• On simplifie la fraction par le diviseur commun : on divise le numérateur et le dénominateur par ce nombre.

On simplifie la fraction par 3 c'est-à-dire qu'on divise 15 et 18 par 3 : $\frac{15}{18} \overset{\div 3}{=} \frac{5}{6}$

2. Comment prendre une fraction d'une grandeur ?

Énoncé

Maria paie comptant les $\frac{3}{5}$ d'une facture de 2 800 €. Calculer le montant du versement.

Réponse

• On multiplie la quantité totale par le numérateur de la fraction et on divise par son dénominateur.

$$2\,800 \times \frac{3}{5} = \frac{2\,800 \times 3}{5}$$

• On effectue les calculs.

$$\frac{2\,800 \times 3}{5} = \frac{8\,400}{5} = 1\,680.$$

• Maria verse comptant 1 680 €.

E | Les opérations avec les fractions

1 | Addition et soustraction

La somme (ou la différence) de deux fractions de même dénominateur est une fraction dont le numérateur est la somme (ou la différence) des numérateurs, et dont le dénominateur est le dénominateur commun.

Si les dénominateurs sont différents, on commence par mettre les fractions au même dénominateur.

Exemples

$$\frac{3}{7} - \frac{11}{7} = -\frac{8}{7} \,;\, \frac{7}{6} + \frac{5}{9} = \frac{21}{18} + \frac{10}{18} = \frac{31}{18}$$

2 | Multiplication

Le produit de deux ou plusieurs fractions est une fraction dont le numérateur est le produit des numérateurs et le dénominateur le produit des dénominateurs.

Exemples

$\frac{7}{5}\times\frac{3}{14}=\frac{7\times3}{5\times14}=\frac{3}{5\times2}=\frac{3}{10}$

$\frac{5}{9}\times(-4)=-\frac{5\times4}{9}=-\frac{20}{9}$

3 | Division

Le quotient d'une fraction par une fraction est le produit de la première fraction par l'inverse de la deuxième.

Exemples

$\frac{7}{5}\div\frac{8}{3}=\frac{7}{5}\times\frac{3}{8}=\frac{7\times3}{5\times8}=\frac{21}{40}$; $\frac{5}{6}\div4=\frac{5}{6}\times\frac{1}{4}=\frac{5}{24}$

MÉTHODE

Comment simplifier une fraction ?

Simplifier la fraction $\frac{15}{18}$.

- On cherche un diviseur commun au numérateur et au dénominateur, s'il existe. 3 est un diviseur commun à 15 et à 18.
- On simplifie la fraction par le diviseur commun : on divise le numérateur et le dénominateur par ce nombre.
- On simplifie la fraction par 3 : on divise 15 et 18 par 3 : $\frac{15}{18}=\frac{5}{6}$ (÷ 3 ; ÷ 3).

2 Appliquer le cours

Exercices

1. Écrire en lettres les fractions suivantes : $\frac{7}{2}$; $\frac{3}{100}$; $\frac{10}{3}$; $\frac{7}{6}$; $\frac{5}{4}$.

2. Écrire en chiffres les fractions : quatre tiers ; huit cinquièmes ; onze demis ; trois huitièmes ; un quart.

3. a. Pour chacune des fractions suivantes, donner le nombre décimal égal :
$\frac{32}{2}$; $\frac{7}{10}$; $\frac{13}{4}$; $\frac{9}{5}$; $\frac{14}{25}$; $\frac{3}{8}$.

b. Donner l'écriture décimale arrondie au centième des fractions suivantes :
$\frac{11}{9}$; $\frac{13}{7}$; $\frac{7}{11}$

4. Simplifier les fractions $\frac{12}{15}$; $\frac{24}{3}$; $\frac{3}{9}$; $\frac{25}{35}$; $\frac{5}{40}$; $\frac{40}{15}$.

5. Calculer : $45\times\frac{7}{5}$; $\frac{11}{3}\times 12$; $52\times\frac{1}{4}$; $\frac{5}{7}\times 56$.

6. Calculer les $\frac{9}{13}$ de 143 mètres.

7. Christèle dispose de 124 €. Elle dépense les trois quarts de cette somme. Que lui reste-t-il ?

8. Alice a bu 100 millilitres de son biberon qui en contenait 150 au début.

a. Quelle fraction du biberon a-t-elle bue ? b. Quelle fraction du biberon a-t-elle laissée ?

9. En cas de faible activité physique, un apport journalier de 1 900 kilocalories est suffisant chez une femme. Les glucides en apportent les quatre septièmes. Calculer le nombre de kilocalories apportées chaque jour par les glucides. Arrondir à l'unité.

10. Calculer :

a. $\frac{4}{7}+\frac{10}{3}$; $\frac{3}{9}-\frac{5}{25}$; **b.** $\frac{9}{16}+3$; $\frac{1}{3}-\frac{4}{5}+\frac{5}{8}$; **c.** $\frac{3}{7}\times\frac{4}{7}$; $\frac{3}{4}\times\left(-\frac{4}{5}\right)$; **d.** $\frac{11}{12}\div\frac{3}{4}$; $7\div\frac{11}{9}$

Corrigé

1. $\frac{7}{2}$: sept demis ; $\frac{3}{100}$: trois centièmes ; $\frac{10}{3}$: dix tiers ; $\frac{7}{6}$: sept sixièmes ; $\frac{5}{4}$: cinq quarts.

2. Quatre tiers : $\frac{4}{3}$; huit cinquièmes : $\frac{8}{5}$; onze demis : $\frac{11}{2}$; trois huitièmes : $\frac{3}{8}$; un quart : $\frac{1}{4}$.

3. a. $\frac{32}{2}=16$; $\frac{7}{10}=0{,}7$; $\frac{13}{4}=3{,}25$; $\frac{9}{5}=1{,}8$; $\frac{14}{25}=0{,}56$; $\frac{3}{8}=0{,}375$.

b. $\frac{11}{9}\approx 1{,}22$; $\frac{13}{7}\approx 1{,}86$; $\frac{7}{11}\approx 0{,}64$.

4. $\frac{12}{15}=\frac{4}{5}$; $\frac{24}{3}=8$; $\frac{3}{9}=\frac{1}{3}$; $\frac{25}{35}=\frac{5}{7}$; $\frac{5}{40}=\frac{1}{8}$; $\frac{40}{15}=\frac{8}{3}$.

5. $45\times\frac{7}{5}=63$; $\frac{11}{3}\times 12=44$; $52\times\frac{1}{4}=13$; $\frac{5}{7}\times 56=40$.

6. $143\times\frac{9}{13}=99$ mètres.

7. $124\times\frac{3}{4}=93$ €. Il reste 31 € à Christèle.

8. a. $\frac{100}{150}=\frac{2}{3}$. On a simplifié par 50. Alice a bu les $\frac{2}{3}$ du biberon.

b. Alice a laissé un tiers du biberon.

9. $1\,900\times\frac{4}{7}\approx 1\,086$ kilocalories.

10. a. $\frac{4}{7}+\frac{10}{3}=\frac{12}{21}+\frac{70}{21}=\frac{82}{21}$; $\frac{3}{9}-\frac{5}{25}=\frac{1}{3}-\frac{1}{5}=\frac{5}{15}-\frac{3}{15}=\frac{2}{15}$

b. $\frac{9}{16}+3=\frac{9}{16}+\frac{48}{16}=\frac{57}{16}$; $\frac{1}{3}-\frac{4}{5}+\frac{5}{8}=\frac{40}{120}-\frac{96}{120}+\frac{75}{120}=\frac{19}{120}$

c. $\frac{3}{7}\times\frac{4}{7}=\frac{3\times 4}{7\times 7}=\frac{12}{49}$; $\frac{3}{4}\times\left(-\frac{4}{5}\right)=-\frac{3\times 4}{4\times 5}=-\frac{3}{5}$

d. $\frac{11}{12}\div\frac{3}{4}=\frac{11}{12}\times\frac{4}{3}=\frac{11}{3\times 3}=\frac{11}{9}$; $7\div\frac{11}{9}=7\times\frac{9}{11}=\frac{7\times 9}{11}=\frac{63}{11}$

FICHE 5

LES POURCENTAGES

Les pourcentages interviennent dans de nombreux domaines : vie quotidienne, comptabilité, sciences, économie, etc.

1 Apprendre le cours

A | La notion de pourcentage

» Un taux de pourcentage (ou pourcentage) est un rapport particulier : c'est un rapport dont le dénominateur est égal à 100.

$p\ \% = \frac{p}{100}$

» Le nombre p du taux p % peut être inférieur ou supérieur à 100.

Exemples

$28\ \% = \frac{28}{100}$; $2{,}7\ \% = \frac{2{,}7}{100}$; $143\ \% = \frac{143}{100}$.

» Un taux de pourcentage indique une proportion.

Exemple

Un fromage contient 20 % de matières grasses. Cela signifie que dans 100 g de fromage, on trouve 20 g de matières grasses.

B | Les pourcentages d'un nombre

Calculer les p % d'un nombre, c'est le multiplier par la fraction $\frac{p}{100}$.

LES CONNAISSANCES – MATHÉMATIQUES
Les pourcentages

On dit que l'on prend les p % du nombre ou que l'on applique p % au nombre.

Exemples

$39\ \%$ de $600 = 600 \times \frac{39}{100} = \frac{600 \times 39}{100} = 234$.

C| Quelques pourcentages particuliers

Certains taux particuliers de pourcentage s'utilisent plus facilement en les transformant en fraction simplifiée.

Exemples

$25\ \% = \frac{25}{100} = \frac{1}{4}$ en simplifiant la fraction $\frac{25}{100}$ par 25.

On a aussi : $50\ \% = \frac{1}{2}$; $20\ \% = \frac{1}{5}$; $10\ \% = \frac{1}{10}$.

D| L'écriture d'un taux sous la forme d'un décimal

Un taux de pourcentage p % peut s'écrire sous la forme d'un nombre décimal. Pour cela, on divise le nombre p par 100.

Rappel : pour diviser un nombre par 100, on déplace la virgule de deux rangs vers la gauche.

Exemples

$73\ \% = \frac{73}{100} = 0{,}73$; $5\ \% = \frac{5}{100} = 0{,}05$; $122\ \% = \frac{122}{100} = 1{,}22$.

MÉTHODE

1. Comment prendre un pourcentage d'une quantité ?

Énoncé

Un yaourt à la fraise de 150 g contient 12 % de fruits. Calculer la masse de fraise dans le yaourt.

Réponse

• Première méthode : on applique le taux de pourcentage.

On applique 12 % à 150 ; on calcule donc $150 \times \frac{12}{100}$.

$150 \times \frac{12}{100} = \frac{150 \times 12}{100} = \frac{1\,800}{100} = 18$.

• Deuxième méthode : on utilise l'écriture décimale du taux.

$150 \times 0{,}12 = 18$.

Il y a 18 g de fraise dans le yaourt.

2. Comment calculer un taux ?

Énoncé

260 g de pain contiennent 19,5 g de protides. Calculer le taux de protides dans ce pain.

Réponse

• Pour calculer le taux de pourcentage d'une quantité A par rapport à une quantité B, on divise A par B. On obtient l'écriture décimale du pourcentage.

$\frac{19,5}{260} = 0,075$

• On multiplie le résultat par 100 pour donner le résultat sous la forme p %.

$0,075 \times 100 = 7,5$.

• Ce pain contient 7,5 % de protides.

3. Comment calculer un taux de variation (réduction ou augmentation) ?

Énoncé

Le prix d'un DVD est passé de 18 € à 15,30 €. Calculer le taux de réduction.

Réponse

• On calcule le montant de la variation.

Montant de la réduction : 18 – 15,30 = 2,70 €.

• Un taux de variation se calcule par rapport à la quantité avant variation.

$\frac{\text{réduction}}{\text{prix avant la réduction}} = \frac{2,70}{18} = 0,15$; $0,15 \times 100 = 15$.

Le taux de réduction est 15 %.

2 Appliquer le cours

Exercices

Pourcentage d'une quantité

1. a. Calculer 15 % de 850 €.
b. Calculer 2,5 % de 1 000 mètres.
c. Calculer 90 % de 30 litres.
2. Calculer mentalement :
a. 25 % de 1 200 grammes.
b. 10 % de 640 €.
c. 50 % de 360 millilitres.
3. On lit sur l'étiquette d'un vêtement sa composition :
50 % laine, 35 % acrylique, 10 % viscose.
Peut-il y avoir une autre matière dans la composition du tissu ?
4. Le corps humain contient environ 60 % d'eau. Quel poids d'eau contient le corps d'un homme de 75 kg ?

Calcul de taux

5. Dans un établissement de soins, on compte parmi le personnel soignant 36 femmes pour 12 hommes. Calculer le pourcentage de femmes parmi le personnel soignant.
6. Au cours d'une journée de don du sang, 240 donneurs se sont présentés dont 96 étaient du groupe A. Calculer le pourcentage de donneurs du groupe A ce jour-là.

7. Rémi consomme en moyenne 10 g de beurre par jour. On sait que 100 g de beurre fournissent 730 kilocalories. Calculer à quel pourcentage des apports caloriques journaliers correspondent 10 g de beurre pour Rémi qui a un apport total de 1 800 kcal par jour.

Pourcentage d'augmentation ou de réduction

8. La responsable d'une halte-garderie achète un stérilisateur pour les biberons. Le prix du stérilisateur est de 59 €. Elle bénéficie d'une remise de 20 % sur cet article.
a. Calculer le montant de la remise.
b. Calculer le prix réellement payé.

9. a. En 2020, la clinique Lacigogne a réalisé 2 472 accouchements. 76,5 % d'entre eux se sont déroulés sous anesthésie péridurale. Calculer le nombre d'accouchements sous péridurale. Arrondir à l'unité.
b. En 2021, le nombre d'accouchements dans cette clinique augmente de 4 %. Calculer le nombre d'accouchements en 2021. Arrondir à l'unité.

10. En 2009, chaque Français a émis 10,2 tonnes d'équivalent CO_2 contre 10,5 en 2008. Calculer le taux de réduction des émissions de CO_2 en France de 2008 à 2009.

Corrigé

Pourcentage d'une quantité

1. a. $850 \times \frac{15}{100} = 850 \times 0{,}15 = 127{,}50$ €.
b. $1\,000 \times \frac{2{,}5}{100} = 1\,000 \times 0{,}025 = 25$ mètres.
c. $30 \times \frac{90}{100} = 30 \times 0{,}9 = 27$ litres.

2. a. $1\,200 \div 4 = 300$ grammes.
b. $640 \div 10 = 64$ €.
c. $360 \div 2 = 180$ millilitres.

3. 50 % + 35 % + 10 % = 95 %.
Il y a 5 % d'une autre matière dans la composition du tissu.

4. $75 \times \frac{60}{100} = 45$ kg d'eau.

Calcul de taux

5. Nombre total de personnel soignant : $36 + 12 = 48$.
$36 \div 48 = 0{,}75$, soit 75 %.
Il y a 75 % de femmes parmi le personnel soignant.

6. $96 \div 240 = 0{,}4$, soit 40 %.
Il y a 40 % de donneurs du groupe A ce jour-là.

7. 10 g de beurre apportent 73 kcal.
$73 \div 1\,800 \approx 0{,}0406$, soit environ 4 %

Pourcentage d'augmentation ou de réduction

8. a. Montant de la remise : $59 \times 0{,}2 = 11{,}80$ €.
b. Prix réellement payé : $59 - 11{,}80 = 47{,}20$ €.

9. a. $2\,472 \times 0{,}765 = 1\,891{,}08$, soit 1 891 accouchements sous péridurale.
b. $2\,472 \times 0{,}04 = 98{,}88$, soit une augmentation de 99 accouchements.
$2\,472 + 99 = 2\,571$ accouchements en 2021.

10. $(10{,}5 - 10{,}2) \div 10{,}5 \approx 0{,}0286$, soit 2,9 % de réduction.

FICHE 6

LES UNITÉS DE LONGUEUR, MASSE, CAPACITÉ

L'unité de base des unités de longueur est le mètre (abréviation : m). Celle des unités de masse est le gramme (abréviation : g). Celle des unités de capacité est le litre (abréviation : L).

1 Apprendre le cours

A| Les unités de longueur

» Pour exprimer des unités de longueur, on peut utiliser des multiples et des sous-multiples du mètre.

Nom	Abréviation	Correspondance
kilomètre	km	1 km = 1 000 m
hectomètre	hm	1 hm = 100 m
décamètre	dam	1 dam = 10 m
mètre	m	
décimètre	dm	1 dm = 0,1 m
centimètre	cm	1 cm = 0,01 m
millimètre	mm	1 mm = 0,001 m

» Une unité de longueur est égale à 10 fois l'unité immédiatement inférieure.

» Pour passer d'une unité à l'autre, on peut utiliser un tableau de conversion dans lequel on met un chiffre par unité.

Exemples

km	hm	dam	m	dm	cm	mm
		0,	2	5	0	
1,	8	5	3			

2,5 m = 250 cm = 0,25 dam.

1 853 m = 1,853 km.

B| Les unités de masse

- Pour exprimer des unités de masse, on peut utiliser des multiples et des sous-multiples du gramme. Les préfixes utilisés sont les mêmes que pour les longueurs.
- Une unité de masse est égale à 10 fois l'unité immédiatement inférieure.
- Pour passer d'une unité à l'autre, on peut utiliser un tableau de conversion dans lequel on met un chiffre par unité.
- On utilise aussi des unités plus grandes que le kilogramme : le quintal (q) et la tonne (t).

  1 q = 100 kg ; 1 t = 10 q = 1 000 kg.

ATTENTION
La dizaine de kilogrammes ne porte pas de nom particulier. Mais il faut penser à en tenir compte lorsqu'on fait des conversions.

Exemples

t	q		kg	hg	dag	g	dg	cg	mg
			0	0	8	0	0		
						0	4	5	0
0,	8	3	1						

0,08 kg = 80 g = 800 dg.

45 cg = 0,45 g = 450 mg.

831 kg = 8,31 q = 0,831 t.

C| Les unités de capacité

- Pour exprimer des unités de capacité, on peut utiliser des multiples et des sous-multiples du litre. Les préfixes utilisés sont les mêmes que pour les longueurs.
- Une unité de capacité est égale à 10 fois l'unité immédiatement inférieure.

» Pour passer d'une unité à l'autre, on peut utiliser un tableau de conversion dans lequel on met un chiffre par unité.

Exemples

hL	daL	L	dL	cL	mL
			3,	2	5
0	7	0			

325 mL = 3,25 dL

0,7 hL = 70 L

ATTENTION

On peut trouver dans certains textes « l » comme abréviation de « litre », au lieu de « L ». Cette abréviation est ancienne, mais encore utilisée.

MÉTHODE

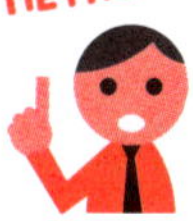

Comment ajouter ou soustraire des unités de longueur ?

Énoncé

Calculer 458 mm + 0,37 cm.

Réponse

• On convertit les deux longueurs dans la même unité, par exemple en cm : 458 mm = 45,8 cm.

km	hm	dam	m	dm	cm	mm
				4	5,	8

• On effectue l'opération demandée :
458 mm + 0,37 cm = 45,8 cm + 0,37 cm = **46,17 cm**.

2 Appliquer le cours

Exercices

Conversions

1. a. Convertir en cm : 5,3 m ; 0,68 dm ; 650 mm ; 0,15 dam.
b. Convertir en m : 360 mm ; 0,98 dm ; 9 hm ; 1,28 km.
c. Convertir en mg : 471 cg ; 4,8 dg ; 0,009 g ; 17,2 dg.
d. Convertir en hg : 5,2 q ; 37,9 dag ; 47 g ; 0,125 kg.
e. Convertir en q : 29 kg ; 5,3 t ; 6 850 hg ; 4 318 kg.
f. Convertir en daL : 66 hL ; 52,47 L ; 89,6 dL ; 907 cL.
g. Convertir en mL : 31,2 cL ; 0,028 L ; 4,6 dL ; 0,245 daL.
2. a. Calculer en m : 30 cm + 8 dam.
b. Calculer en dg : 228 cg – 250,3 mg.
c. Calculer en dL : 1,22 L + 8,34 dL + 940 cL.
3. Ranger les capacités suivantes par ordre croissant : 741 cL ; 0,81 L ; 1 350 mL ; 35 dL.

Petits problèmes

4. En janvier, Clément mesurait 1,45 m. Pendant l'année, il grandit de 9 cm. Quelle est sa taille, en mètre, en décembre ?

5. Le poids d'un bébé à la naissance est 3,250 kg.
a. Donner ce poids en grammes.
b. Il perd 240 g la première semaine. Calculer son poids à la fin de la première semaine.
c. Il pèse 413 dag à la fin du premier mois. De combien a-t-il grossi le premier mois, par rapport à son poids de naissance ?
d. À la fin du deuxième mois, son poids a augmenté de 39 % par rapport à son poids de naissance. Calculer le poids du bébé à la fin du deuxième mois. Arrondir au décagramme.

6. a. Le volume des urines recueillies en 24 heures auprès d'un patient est 1 200 mL. Exprimer ce résultat en litres.
b. Dans un litre d'urine, on trouve en moyenne 146 mg de calcium. Exprimer ce résultat en cg.
c. Calculer la quantité de calcium éliminé par ce patient dans ses urines en 24 heures.

Corrigé

Conversions

1. a. 530 cm ; 6,8 cm ; 65 cm ; 150 cm.
b. 0,36 m ; 0,098 m ; 900 m ; 1 280 m.
c. 4 710 mg ; 480 mg ; 9 mg ; 1 720 mg.
d. 5 200 hg ; 3,79 hg ; 0,47 hg ; 1,25 hg.
e. 0,29 q ; 53 q ; 6,85 q ; 43,18 q.
f. 660 daL ; 5,247 daL ; 0,896 daL ; 0,907 daL.
g. 312 mL ; 28 mL ; 460 mL ; 2 450 mL.

2. a. 0,3 m + 80 m = 80,3 m.
b. 22,8 dg – 2,503 dg = 20,297 dg.
c. 12,2 dL + 8,34 dL + 94 dL = 114,54 dL.

3. 0,81 L ; 1 350 mL ; 35 dL ; 741 cL.

Petits problèmes

4. 1,45 m + 0,09 m = 1,54 m.

5. a. 3 250 g.
b. 3 250 – 240 = 3 010 g.
c. 4 130 – 3 250 = 880 g.
d. $3{,}25 \times 1{,}39 = 4{,}5175$ kg, soit 4,52 kg en arrondissant au dag.

6. a. 1,2 litre.
b. 14,6 cg.
c. $146 \times 1{,}2 = 175{,}2$ mg.

FICHE 7

LES UNITÉS D'AIRE ET DE VOLUME

L'unité de base des unités d'aire est le mètre carré (abréviation : m^2). Celle des unités de volume est le mètre cube (abréviation : m^3).

1 Apprendre le cours

A| Les unités d'aire

- On appelle aire la mesure d'une surface.
- Pour exprimer des aires, on peut utiliser des multiples et des sous-multiples du mètre carré.
- Une unité d'aire est égale à 100 fois l'unité immédiatement inférieure.
- Pour passer d'une unité à l'autre, on peut utiliser un tableau de conversion dans lequel on met deux chiffres par unité.

Exemples

km^2		hm^2		dam^2		m^2		dm^2		cm^2		mm^2	
.	.	.	.	.	.	.	.	.	.	.	.	.	.
									1	9	6	0	0
					4	8	3	2	0				

196 cm^2 = 19 600 mm^2 = 1,96 dm^2.
483, 2 m^2 = 4,832 dam^2 = 48 320 dm^2.

- Pour exprimer l'aire de terrains, on utilise parfois les unités agraires : l'are, l'hectare et le centiare.

1 hectare = 100 ares ; 1 are = 100 centiares.

Nom	Symbole	Correspondance
hectare	ha	1 ha = 1 hm² = 10 000 m²
are	a	1 a = 1 dam² = 100 m²
centiare	ca	1 ca = 1 m²

Exemples

3 ha = 300 a ; 12 a = 1 200 ca.
61,3 ha = 613 000 m² ; 650 m² = 650 ca = 6,5 a.

B | Unités de volume

» Les solides ont un volume.

» Pour exprimer des volumes, on peut utiliser des multiples et des sous-multiples du mètre cube.

» Une unité de volume est égale à 1 000 fois l'unité immédiatement inférieure.

» Pour passer d'une unité à l'autre, on peut utiliser un tableau de conversion dans lequel on met trois chiffres par unité.

Exemples

km³			hm³			dam³			m³			dm³			cm³			mm³		
•	•	•	•	•	•	•	•	•	•	•	•	•	•	•	•	•	•	•	•	•
											0	4	5	0						
														0	0	1	2	8		

0,45 m³ = 450 dm³.
12,8 cm³ = 0,0128 dm³.

MÉTHODE

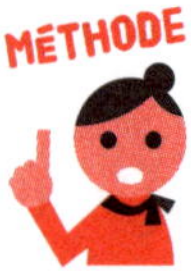

1. Comment convertir des unités agraires ?

Énoncé

Exprimer 8,74 ares en mètres carrés et en hectares.

Réponse

On peut utiliser le tableau de conversion suivant :

km²		hm²		dam²		m²		dm²		cm²		mm²	
		ha		a		ca							
			0,	0	8	7	4						

8,74 a = 874 m² = 0,0874 ha.

2. Comment passer des unités de volume à celles de capacité et inversement ?

Énoncé

a. Exprimer 2,8 cm^3 en litres.

b. Exprimer 564 cL en cm^3.

Réponse

Pour convertir les unités de volume en unités de capacité (et inversement), on utilise la correspondance : 1 litre = 1 dm^3.

On peut utiliser le tableau de conversion suivant :

m^3			dm^3			cm^3			mm^3		
			hL	daL	L	dL	cL	mL			
					0,	0	0	2	8		
					5	6	4	0			

a. On place 2,8 cm^3 dans le tableau en mettant le chiffre des unités, 2, dans la colonne de droite des cm^3. 2,8 cm^3 = 0,0028 L.

b. On place 564 cL dans le tableau en mettant le chiffre des unités, 4, dans la colonne des cL. 564 cL = 5 640 cm^3.

ATTENTION

Les unités de capacité sont des unités de volume particulières.
Mémorisez bien la correspondance 1 litre = 1 dm^3.
Il est pratique d'avoir aussi en tête la correspondance 1 cm^3 = 1 mL.

2 Appliquer le cours

Exercices

Conversions

1. a. Convertir en cm^2 : 2,56 m^2 ; 0,74 dm^2 ; 470 mm^2 ; 0,35 dam^2.
b. Convertir en m^2 : 8 000 mm^2 ; 24 dam^2 ; 68,2 hm^2 ; 0,0657 km^2.
c. Convertir en mm^2 : 0,91 cm^2 ; 6,32 dm^2 ; 0,00084 m^2 ; 0,195 dm^2.
d. Convertir en cm^3 : 3,08 dm^3 ; 13,9 mL ; 87 mm^3 ; 0,00384 m^3 ; 0,48 L ; 53 cL.
e. Convertir en mm^3 : 0,5 cm^3 ; 0,0238 dm^3 ; 73 dm^3 ; 0,129 cL ; 41 mL.
f. Convertir en cL : 10,26 cm^3 ; 524,7 L ; 290 mL ; 56 mm^3.
g. Convertir en L : 59,2 dm^3 ; 0,417 hL ; 6 903 cm^3 ; 62,88 m^3.
2. a. Calculer en cm^2 : 0,0458 m^2 + 249 mm^2.
b. Calculer en cm^3 : 0,57 dm^3 – 30 484 mm^3.
c. Calculer en dL : 912 dm^3 + 0,67 m^3 + 1 307 mL.

Petits problèmes

3. Un couloir a la forme d'un rectangle de 12 m de longueur par 2,5 m de largeur.
a. Pour calculer l'aire d'un rectangle, on multiplie sa longueur par sa largeur. Calculer l'aire de ce couloir en m^2, puis en cm^2.

b. On le cire en mettant 1 mL de cire pour 100 cm^2. Combien faut-il de litres de cire pour cirer ce couloir ?
4. Dans une journée, Annie a bu 1,6 litre de divers liquides. Quelle quantité de liquide, en cL et en cm^3, a-t-elle bue au cours de cette journée ?
5. Une bouteille de jus de fruit de 150 cL contient 12 g de sucre par litre. Aline boit deux verres de 200 cm^3 chacun de ce jus de fruit.
a. Combien de grammes de sucre contient la bouteille pleine ?
b. Quelle quantité de sucre Aline a-t-elle absorbée en buvant ces deux verres ?
6. Par inspiration, le volume d'air est de 0,6 litre. Au repos, on compte 16 inspirations par minute.
a. Quel volume d'air, en litres, inspire-t-on par minute ?
b. Quel volume d'air, en mètre cube, inspire-t-on par heure ?
7. La maison de convalescence compte 42 pensionnaires. On sert le soir à chaque pensionnaire un quart de litre de potage. Calculer la quantité totale de potage servie. Donner la réponse en dm^3, puis en cm^3.

Corrigé

Conversions

1. a. 25 600 cm^2 ; 74 cm^2 ; 4,7 cm^2 ; 350 000 cm^2.
b. 0,008 m^2 ; 2 400 m^2 ; 682 000 m^2 ; 65 700 m^2.
c. 91 mm^2 ; 63 200 mm^2 ; 840 mm^2 ; 1 950 mm^2.
d. 3 080 cm^3 ; 13,9 cm^3 ; 0,087 cm^3 ; 3 840 cm^3 ; 480 cm^3 ; 530 cm^3.
e. 500 mm^3 ; 23 800 mm^3 ; 73 000 000 mm^3 ; 1 290 mm^3 ; 41 000 mm^3.
f. 1,026 cL ; 52 470 cL ; 29 cL ; 0,0056 cL.
g. 59,2 L ; 41,7 L ; 6,903 L ; 62 880 L.
2. a. 458 cm^2 + 2,49 cm^2 = 460,49 cm^2.
b. 570 cm^3 – 30,484 cm^3 = 539,516 cm^3.
c. 9 120 dL + 6 700 dL + 13,07 dL = 15 833,07 dL.

Petits problèmes

3. a. $12 \times 2{,}5 = 30$ m^2 = 300 000 cm^2.
b. $300\,000 \div 100 = 3\,000$ mL ou 3 L.
4. 160 cL ou 1 600 cm^3.
5. a. $12 \times 1{,}5 = 18$ grammes.
b. 400 cm^3 = 0,4 litre.
$12 \times 0{,}4 = 4{,}8$ grammes.
6. a. $0{,}6 \times 16 = 9{,}6$ litres.
b. $9{,}6 \times 60 = 576$ L ou 0,576 m^3.
7. $42 \div 4 = 10{,}5$ L ou 10,5 dm^3 ou 10 500 cm^3.

FICHE 8

LES UNITÉS DE DURÉE

Les unités de durée mesurent le temps que dure un événement : "Il m'a fallu dix minutes pour répondre à cette question.". Le langage courant donne souvent le même sens aux mots temps et durée.

1 Apprendre le cours

A| Les différentes unités de durée

Les unités de durée les plus utilisées sont : l'année, le mois, le jour (j), l'heure (h), la minute (min), la seconde (s).

1| L'année, le mois, le jour

- L'année est le temps que met la Terre à faire sa révolution autour du Soleil.
  1 année = 12 mois = 365 jours.
  Tous les quatre ans, l'année compte 366 jours ; on dit alors que l'année est bissextile.

Exemples

2016 et 2020 étaient des années bissextiles.

- Janvier, mars, mai, juillet, août, octobre, décembre sont des mois de 31 jours.
  Avril, juin, septembre, novembre sont des mois de 30 jours.
  Février compte 28 jours, sauf les années bissextiles où février a 29 jours.

Exemple

Du 6 avril inclus au 19 juillet inclus, il y a : 25 + 31 + 30 + 19 = 105 jours.

2 | L'heure, la minute, la seconde

- L'heure est partagée en 60 parties égales appelées minutes.
  1 heure = 60 minutes ; 1 h = 60 min. Donc 1 minute = $\frac{1}{60}$ d'heure.
- La minute est partagée en 60 parties égales appelées secondes.
  1 minute = 60 secondes ; 1 h = 60 min. Donc 1 seconde = $\frac{1}{60}$ de minute.

Exemples

1 h = 60 min = 60 × 60 = 3 600 s.
5 h = 60 × 5 = 300 min.
5 min = $\frac{5}{60}$ h = $\frac{1}{12}$ h.
134 min = 2 h + 14 min = 2 h 14 min.

B | Écriture sexagésimale et écriture décimale d'une durée

- Dans l'écriture sexagésimale d'une durée, le nombre d'heures et le nombre de minutes sont des nombres entiers.

Exemple

5 h 15 min est l'écriture sexagésimale d'une durée.

- Dans l'écriture décimale d'une durée, le nombre d'heures ou le nombre de minutes peuvent être des nombres décimaux non entiers.

Exemple

5,25 h est l'écriture décimale de 5 h 15 min.

C | Conversion d'une unité de durée en une unité inférieure

- Pour convertir des heures en minutes, on multiplie le nombre d'heures par 60.
- Pour convertir des minutes en secondes, on multiplie le nombre de minutes par 60.

Exemples

1. Convertir 4 h en minutes et 47 min en secondes.
4 h = 60 min × 4 = 240 min ; 47 min = 60 s × 47 = 2 820 s.
2. Convertir 3 h 21 min 39 s en secondes.
3 h 21 min 39 s = 3 h + 21 min + 39 s = (60 s × 60 × 3) + (60 s × 21) + 39 s =
10 800 s + 1 260 s + 39 s = 12 099 s.

D| Conversion d'une unité de durée en une unité supérieure

» Pour convertir des minutes en heures et minutes, on divise le nombre de minutes par 60. Le quotient entier donne le nombre d'heures, le reste donne le nombre de minutes.

» Pour convertir des secondes en minutes et secondes, on divise le nombre de secondes par 60. Le quotient entier donne le nombre de minutes, le reste donne le nombre de secondes.

Exemple

Convertir 8 264 s en heures, minutes et secondes.

8 2 6 4 s	60
2 2 6	137 min
4 6 4	
4 4 s	

8 264 s = 137 min 44 s.
Mais 137 min = 2 h 17 min.
Donc 8 264 s = 2 h 17 min 44 s.

MÉTHODE

Comment passer de l'écriture décimale à l'écriture sexagésimale et inversement ?

Énoncé

a. Donner l'écriture décimale de 5 h 48 min.
b. Donner l'écriture sexagésimale de 4,2 h.

Réponse

a. Pour passer de l'écriture sexagésimale d'une durée horaire à son écriture décimale, on prend pour partie décimale le nombre de minutes divisé par 60.
$\frac{48}{60} = 0{,}8$. Donc 48 min = 0,8 h. D'où 5 h 48 min = 5 h + 0,8 h = 5,8 h.

b. Pour passer de l'écriture décimale d'une durée horaire à son écriture sexagésimale, on obtient le nombre de minutes en multipliant la partie décimale par 60.
On a : 4,2 h = 4 h + 0,2 h.
$60 \times 0{,}2 = 12$. Donc 0,2 h = 12 min. D'où : 4,2 h = 4 h 12 min.

2 Appliquer le cours

Exercices

Conversions et calculs

1. a. Écrire 48 min 37 s en secondes et 6 h 50 min en minutes.
b. Écrire 1 350 min en heures et minutes et 874 s en minutes et secondes.
2. Le débit d'une perfusion est de 80 mL par heure. Calculer, en heures et minutes, la durée nécessaire pour passer 200 mL de solution.

3. a. Donner l'écriture décimale de 7 h 48 min et de 16 min 51 s.
b. Exprimer 2,15 h en heures et minutes.
c. Exprimer 7,25 min en min et s.
4. Lundi, Laura a travaillé 1 h 15 min pour préparer son concours. Mardi, elle a révisé pendant 1,15 h. Quel jour a-t-elle travaillé le plus longtemps ?
5. Effectuer les opérations suivantes :
a. 5 h 38 s + 41 min 28 s.
b. 8 h 41 min – 1 h 36 min.
c. 9 h – 5 h 21 min.

Petits problèmes

6. Alice commence à boire son biberon à 7 h 55, s'arrête à 8 h 06 pour faire un rot, tète à nouveau de 8 h 10 à 8 h 23.
a. Pendant combien de temps Alice a-t-elle pris le biberon ?
b. Quelle est la durée totale de la tétée ?
7. On passe une perfusion de 270 mL en 3 heures. On sait que 1 mL correspond à 20 gouttes. Calculer le réglage de cette perfusion en gouttes par minute.
8. a. L'infirmière de nuit est passée voir un patient à 23 h 35 min. Elle y retourne 52 minutes plus tard. Quelle est l'heure du deuxième passage ?
b. Le troisième passage de l'infirmière est à 2 h 15 min. Combien de temps s'est écoulée depuis sa deuxième visite ?

Corrigé

Conversions et calculs

1. a. (60×48) s + 37 s = 2 917 s ; (60×6) min + 50 min = 410 min.
b. 1 350 min = 22 h 30 min ; 874 s = 14 min 34 s.
2. $200 \div 80 = 2{,}5$.
Il faut 2 heures 30 minutes pour passer la perfusion.
3. a. 7 h 48 min = 7,8 h ; 16 min 51 s = 16,85 min.
b. 2,15 h = 2 h 9 min.
c. 7,25 min = 7 min 25 s.
4. 1,15 h = 1 h 9 min. Laura a travaillé le plus longtemps le lundi.
5. a. 5 h 38 s + 41 min 28 s = 5 h 42 min 6 s.
b. 8 h 41 min – 1 h 36 min = 7 h 5 min.
c. 9 h – 5 h 21 min = 3 h 39 min.

Petits problèmes

6. a. 11 min + 13 min = 24 min.
b. 24 min + 4 min = 28 min.
7. $270 \times 20 = 5\,400$ gouttes.
$60 \times 3 = 180$ min.
$5\,400 \div 180 = 30$ gouttes par minute.
8. a. 23 h 35 min + 52 min = 0 h 27 min.
b. 2 h 15 min – 0 h 27 min = 1 h 48 min.

Les thèmes sanitaires et sociaux

FICHE 1

LE CANCER

Depuis 2004, le cancer représente la première cause de mortalité prématurée en France, première chez l'homme et deuxième chez la femme. La transformation d'une cellule normale en une cellule cancéreuse est un processus long et complexe

Thèmes associés : hygiène de vie, obésité, tabagisme, alcoolisme, addictions, soins palliatifs, recherche médicale.

1 Définition

Le terme « **cancer** » regroupe des maladies se caractérisant par la multiplication et la propagation anarchiques de cellules qui deviennent anormales.

À la suite d'un dysfonctionnement (mutation, anomalie), certaines cellules de l'organisme sont altérées sans pouvoir être réparées et produisent une lésion majeure au niveau de l'ADN. Ces **cellules déréglées** se multiplient ensuite de façon anarchique et prolifèrent pour former une tumeur d'abord localement, puis dans le tissu avoisinant. Au fil de leurs multiplications successives, certaines cellules cancéreuses s'échappent de leur tissu d'origine en passant par les vaisseaux sanguins ou lymphatiques, et colonisent ainsi d'autres organes et y fondent des cancers secondaires, appelés **métastases**.

Si les cellules cancéreuses ne sont pas éliminées, l'évolution de la maladie mène plus ou moins rapidement au décès de la personne touchée.

 # vidéo
Tout savoir sur le développement d'un cancer
foucherconnect.fr/20rcinfirmier02

2 Les origines

Un cancer peut être dû à des **facteurs internes** :

- l'âge : le vieillissement ;
- l'hérédité : mutations ou variations génétiques transmises.

Il peut également être dû à des **facteurs externes** :

- liés au mode de vie : tabac, alcool, alimentation ;
- liés à l'environnement : rayonnement solaire, pollution ;
- liés au monde professionnel : produits industriels, amiante ;
- liés à certaines infections : virus, bactérie, parasite ou dérèglements hormonaux.

Le cancer peut se déclarer des années après une exposition à un de ces facteurs externes.

Le premier **facteur de risque** est le tabac (19,8 % des cancers : 45 000 décès) ensuite l'alcool (8 %) ; une alimentation déséquilibrée, le surpoids, l'obésité (5,4 %) ; l'exposition à certains agents infectieux (4 %), à certaines substances professionnelles cancérigènes (3,6 %).

Ces facteurs peuvent agir ensemble mais également de manière décalée et donc enclencher ou favoriser le développement du cancer.

3 Les différents types de tumeurs

Une **tumeur** est une masse de cellules qui peuvent être cancéreuses ou non. On parle alors de tumeurs **malignes** (cancéreuses) ou **bénignes** (non cancéreuses).

Une tumeur maligne (masse de cellules cancéreuses) se constitue petit à petit dans l'organe de départ du cancer. La tumeur grandit et envahit les tissus voisins de proche en proche.

Les tumeurs bénignes peuvent atteindre un certain volume et exercer une pression sur des organes ou des tissus sains. Mais, au contraire des tumeurs malignes, elles ne les envahissent pas et ne vont pas disséminer.

4 Le processus

Quatre étapes sont généralement vues lors d'un cancer :

- la maladie débute par une lésion précancéreuse qui contient des cellules en cours de transformation et qui ne deviendra pas forcément un cancer ;
- une cellule cancéreuse apparaît et commence à se multiplier. La tumeur est de petite taille et reste dans le tissu d'origine ;
- la tumeur grossit et envahit les tissus voisins ;
- les métastases apparaissent, se localisent d'abord dans les ganglions lymphatiques puis dans les autres organes.

La maladie suit généralement **4 stades** :

- le **stade 1** correspond à une tumeur unique et de petite taille ;
- le **stade 2** correspond à un volume local plus important ;

– le **stade 3** correspond à un envahissement des ganglions lymphatiques ou des tissus avoisinants ;
– le **stade 4** correspond à une extension plus large dans l'organisme sous forme de métastases.

5 Les différents types de cancers

Quel que soit le lieu où il est situé, un cancer est toujours déterminé par son **tissu d'origine**.

Exemples

- Un cancer de la prostate qui envoie des métastases dans les os ne se transforme pas en cancer de l'os, c'est le cancer de la prostate qui se dissémine.
- Un cancer osseux, lui, ne peut se développer qu'à partir de cellules osseuses et il s'agit alors d'une maladie complètement différente.

Chaque type de cancer a ses **caractéristiques propres** : un cancer du sein est une maladie complètement différente d'un cancer du poumon. Ils se développent à des vitesses différentes, et répondent à des traitements différents.

On sait aujourd'hui qu'il n'existe pas « un » cancer par organe mais une multitude de **sous-types de cancers**. Le traitement doit donc toujours être adapté aux caractéristiques particulières de chaque cancer.

6 Des chiffres et des dates (INCa 2019)

- 1re cause de mortalité en France (30 % des décès) devant les pathologies cardiovasculaires.
- 382 000 nouveaux cas estimés par an : 54 % chez l'homme et 46 % chez la femme.
- Âge médian au diagnostic : 68 ans chez l'homme et 67 ans chez la femme.
- Chez l'homme, les cancers plus fréquents sont, par ordre, la prostate, le poumon et le côlon-rectum mais c'est le cancer du poumon qui cause le plus de décès.
- Chez la femme, c'est le cancer du sein suivi du côlon-rectum et du poumon ; c'est le cancer du sein qui occupe le premier rang du nombre de décès.
- Baisse du taux de mortalité : sur 157 000 décès, – 2 % chez l'homme (57 %) et – 0,7 % chez la femme (43 %).
- La survie à 5 ans varie selon la localisation : chez les hommes, ce taux va de 4 % à 96 % pour le cancer du testicule ; chez les femmes, il va de 7 % à 98 % pour celui de la thyroïde (87 % pour le cancer du sein).

- 63,5 % des personnes souffrent de séquelles et 20 % ne travaillent plus 5 ans après.
- Chez les enfants et les adolescents, le cancer représente environ 2 500 nouveaux cas par an (1 750 chez les moins de 15 ans et 800 chez les adolescents de 15 à 19 ans). La moitié des cancers de l'enfant survient avant l'âge de 5 ans. Grâce aux progrès réalisés, 8 enfants sur 10 sont guéris.
- Les principales localisations chez les moins de 15 ans sont les leucémies, les tumeurs du système nerveux central et les lymphomes.

7 Traitements et prévention

A| La prévention

L'**hygiène de vie** : les experts considèrent que 40 % des cancers pourraient être évités en modifiant certains comportements : ne pas fumer, modérer sa consommation d'alcool, avoir une alimentation diversifiée et équilibrée, surveiller son poids, pratiquer une activité physique régulière et éviter l'exposition aux rayonnements UV.

Il existe déjà **deux vaccins** qui protègent contre des virus responsables du développement de certains cancers :

- le vaccin contre le virus de l'hépatite B (cancer du foie) ;
- le vaccin contre le papillomavirus (cancer du col de l'utérus).

Par ailleurs, les chercheurs travaillent à la mise au point d'un autre type de vaccin, dit thérapeutique, pour soigner des cancers déjà diagnostiqués ou éviter leur récidive.

B| Le dépistage

Le but du dépistage est de **mettre en évidence une anomalie le plus tôt possible**, en l'absence de signes, avant que la maladie ne s'aggrave : une mammographie, par exemple, peut permettre de déceler des lésions dans le sein, trop petites pour être perçues à la palpation.

La détection précoce des cancers de la peau et notamment du plus grave d'entre eux, le mélanome, est recommandée aux personnes considérées comme à risque.

En France, 2 types de cancers font l'objet d'un dépistage organisé par les pouvoirs publics : le cancer du sein (participation à 49,9 %) et le cancer colorectal (participation à 33,5 %).

La détection du cancer du col de l'utérus est recommandée chez les femmes de 25 à 65 ans depuis 2010 (participation 61 %). On estime que 90 % des cancers du col de l'utérus pourraient être évités grâce au dépistage.

Par ailleurs, les techniques actuelles d'imagerie (scanner, IRM, PET-scan) permettent de réaliser des bilans extrêmement précis qui guident le chirurgien ou le radiothérapeute.

C| Les traitements

Aujourd'hui, un cancer sur 2 est guéri.

Un cancer peut être soigné par un ou une combinaison de plusieurs traitements (chirurgie, radiothérapie, chimiothérapie, hormonothérapie, immunothérapie ou les nouveaux traitements ciblés qui s'attaquent surtout aux cellules cancéreuses et perturbent moins les cellules normales).

De nombreux progrès ont été accomplis avec la mise au point de thérapies ciblées qui permettent à certains patients de bénéficier de traitements « sur-mesure ».

On compte **47 thérapies ciblées dans 19 types de cancers**. Une même thérapie ciblée peut être prescrite dans plusieurs types de cancers présentant une anomalie commune.

Les thérapies ciblées sont l'un des piliers de ce qu'on appelle la « médecine de précision ». L'autre pilier est l'immunothérapie.

8 La recherche

La recherche sur les cancers mobilise environ **6 000 chercheurs, enseignants et techniciens** en France, soit plus de 700 équipes œuvrant dans des disciplines différentes et complémentaires : biologie, clinique, sciences humaines et sociales, épidémiologie, santé publique, etc.

 # info
Les dernières avancées
foucherconnect.fr/20rcinfirmier03

La recherche sur les cancers vise à mieux comprendre les mécanismes de la maladie, à la prévenir, à la dépister au plus tôt et à mieux la soigner. Elle a pour principal objectif d'améliorer les connaissances qui permettront de réduire la fréquence et la mortalité des pathologies cancéreuses, et d'améliorer la qualité de vie des patients, pendant et après leur maladie, *via* des traitements plus efficaces et moins toxiques.

9 Les mesures gouvernementales

A| Les Plans cancer

Le **premier Plan cancer 2003-2007** a créé l'Institut national du cancer (INCa) pour traiter la globalité de la question : de la recherche à l'après cancer.

Le **Plan cancer 2009-2013** a mis l'accent sur la personnalisation des prises en charge et le déploiement des innovations thérapeutiques.

Le **Plan cancer 2014-2019** a inscrit 17 objectifs parmi lesquels : répondre aux besoins et aux attentes des personnes malades, de leurs proches et de l'ensemble des citoyens ; guérir plus de personnes ; préserver la continuité et la qualité de vie ; investir dans la prévention et la recherche ; optimiser le pilotage et les organisations de la lutte contre les cancers.

Il a notamment instauré le droit à l'oubli pour les malades.

Une **stratégie décennale 2021-2030** de lutte contre le cancer succède à ces plans. Son objectif étant de réduire considérablement le poids des cancers dans le quotidien des français, elle se compose de 4 axes prioritaires, déclinés en plus de 240 actions concrètes :

- axe 1 : améliorer la prévention ;
- axe 2 : limiter les séquelles et améliorer la qualité de vie ;
- axe 3 : lutter contre les cancers de mauvais pronostic ;
- axe 4 : s'assurer que les progrès bénéficient à tous.

B| Cas particulier de la période pandémique

D'après Axel Khan, président de la ligue contre le cancer, près de 100 000 cas n'ont pas été dépistés en 2020 à cause de la pandémie de coronavirus. Il ajoute :

« Les conséquences en termes de vies perdues sont considérables : 30 à 50 % des cancers n'avaient pas été diagnostiqués et par mois de retard, il y a eu en moyenne 10 % de pertes de chances. Il y aura donc des milliers de morts supplémentaires par cancer dans les cinq ans à venir, liés à cette crise. ».

 # info
Déprogrammation d'opérations et perte de chance pour les patients
foucherconnect.fr/ 20rcinfirmier11

 # info
L'INCa anime un groupe national de pilotage : Cancer et Covid-19
foucherconnect.fr/ 20rcinfirmier12

À SAVOIR **Questions possibles**

- Tabac : victimes de la fumée des autres. Un rapport révèle les méfaits du tabagisme passif. En France, il fait près de 3 000 morts par an. Il accroît les risques de cancers et d'accidents cardiaques chez l'adulte. Commentez.
- En quoi l'éducation à la santé permet-elle de devenir acteur de santé ?

FICHE 2

LES ACCIDENTS VASCULAIRES CÉRÉBRAUX

L'AVC, autrefois appelé « apoplexie » ou encore « attaque cérébrale », est l'une des principales causes de mortalité en France et la première cause de handicap de l'adulte.

C'est une urgence médicale, et une prise en charge très précoce peut éviter les complications et en limiter les séquelles.

Thèmes associés : l'hypertension, le diabète, l'alcoolisme, le handicap, l'obésité.

1 Définition

info
Comprendre l'AVC
foucherconnect.fr/20rcinfirmier04

L'accident vasculaire cérébral est un trouble vasculaire cérébral touchant les vaisseaux sanguins qui amènent le sang au cerveau.

Le flux sanguin rencontre un obstacle (caillot sanguin ou vaisseau sanguin rompu) qui bloque son passage vers les différentes parties du cerveau, et prive ces dernières de leur apport vital en oxygène et en éléments nutritifs essentiels, causant leur dysfonctionnement puis leur mort en quelques minutes.

IMPORTANT

C'est une urgence médicale qui peut être fatale dans la moitié des cas :
- la prise en charge doit se faire dans les 4 premières heures car, 7 heures après, les dommages sont souvent irréversibles ;
- la gravité de l'AVC dépend de la localisation, de l'étendue des zones cérébrales touchées et de la rapidité du temps d'intervention ;
- les effets dévastateurs d'un AVC sont souvent permanents car les cellules cérébrales mortes ne sont pas remplacées.

2 Les facteurs de risque

» **L'hypertension artérielle**

C'est le principal facteur de risque ; **elle multiplie par 10 le risque d'AVC ischémique**. La tension artérielle correspond à la pression exercée par le sang sur les parois des artères.

L'hypertension artérielle se définit par une élévation trop importante de pression dans les artères, élévation qui persiste alors que le sujet est au repos.

» **Le tabagisme**

Il double le risque d'AVC ischémique.

À court terme, le tabac favorise le rétrécissement des artères, la formation de caillots et l'apparition de troubles du rythme cardiaque. À long terme, le tabac abîme peu à peu les artères.

» **L'obésité abdominale**

La présence de graisse au niveau abdominal est un facteur de risque. On parle d'obésité abdominale lorsque le tour de taille dépasse 88 cm chez la femme et 102 cm chez l'homme.

» **L'alimentation et la sédentarité**

Une alimentation trop riche et la sédentarité, c'est-à-dire moins de 30 minutes d'exercice physique par jour, sont des facteurs aggravants.

» **Le diabète, l'alcoolisme, le cholestérol**

Le diabète, l'alcoolisme ou un taux élevé de cholestérol dans le sang favorisent les AVC.

3 Deux différents types d'AVC

- **Les AVC ischémiques (85 %)** : il s'agit de l'interruption de la circulation du sang par un caillot qui bouche une artère à destination du cerveau.
- **Les AVC hémorragiques (plus rares)** : l'arrêt de la circulation du sang est dû à la rupture d'une artère du cerveau, déclenchant une hémorragie intracérébrale ou entraînant une hémorragie méningée. La cause principale des AVC hémorragiques est une tension artérielle élevée. Dans certains cas, la rupture peut survenir sur une anomalie préexistante de l'artère : un **anévrisme** ou une **malformation artério-veineuse**.

4 Les manifestations de l'AVC

- Une déformation de la bouche. Exemple : lorsque la personne sourit, le sourire n'est pas symétrique.
- Une faiblesse d'un côté du corps, bras ou jambe. Exemple : lorsqu'on demande à la personne de lever les 2 bras devant elle, l'un des bras ne peut pas être levé ou rester en hauteur, il retombe.
- Des troubles de la parole. Exemple : lorsqu'on demande à la personne de répéter une phrase, elle a des difficultés à parler ou à comprendre.
- Un problème de vision, même temporaire. Exemple : perte de la vue d'un œil ou vision double.

5 Les séquelles et les complications

Les AVC sont souvent responsables de séquelles lourdes, l'accident pouvant toucher des grandes fonctions neurologiques, allant d'une récupération totale à une perte d'autonomie importante ; ce qui entraîne de nombreuses difficultés de réinsertion. La principale complication est la survenue d'un nouvel AVC.

Les séquelles d'un AVC peuvent être multiples, comme :

- une paralysie (hémiplégie) ou une faiblesse d'un côté du corps (hémiparésie) ;
- des problèmes de vision ;
- des troubles de la parole, de l'écriture ou de la compréhension orale ;
- des troubles de la déglutition ;
- une incapacité à reconnaître ou à utiliser des objets familiers ;
- une fatigue ;
- une dépression ;
- une difficulté à apprendre et à mémoriser une information nouvelle.

IMPORTANT

Un signal d'alerte : l'accident ischémique transitoire (AIT)

Il arrive que l'accident ne dure que quelques dizaines de seconde ou quelques minutes : on parle alors d'accident ischémique transitoire (AIT), qui peut annoncer la survenue d'un accident définitif. Il se traduit par au moins un des 3 signes d'alerte :

- engourdissement du visage ;
- engourdissement ou perte de force d'un bras ;
- troubles de la parole et de la vision.

Ces signes disparaissent en quelques minutes. Cela signifie qu'il y a un obstacle à la circulation du sang dans le cerveau. L'urgence et la nécessité d'une prise en charge adaptée sont identiques, car le risque de faire un AVC dans les 24 heures est élevé. Il faut appeler en urgence le centre 15 (Samu) ou le 112 (numéro d'urgence européen) depuis un téléphone fixe ou depuis un téléphone portable même bloqué ou sans crédit (appel gratuit).

6 Des chiffres et des dates (ministère de la Santé 2019)

- 35 000 AIT par an.
- 150 000 AVC chaque année (dont 15 000 personnes de moins de 45 ans).
- 1 AVC toutes les 4 minutes (80 % à cause d'une ischémie, 20 % à cause d'une hémorragie).
- 30 000 décès : 1 personne sur 5 décède dans le mois qui suit l'AVC.
- 3/4 des survivants gardent des séquelles définitives ; 1/3 deviennent dépendants dans la vie de tous les jours ; 1/4 ne reprendront jamais d'activité professionnelle.
- Deuxième cause de mortalité chez la femme et troisième chez les hommes ; les AVC font 2 fois plus de morts que la circulation automobile, et ont touché, en 20 ans, 4 fois plus de personnes que le sida.
- Première cause de handicap acquis non traumatique en France et deuxième cause de démence après la maladie d'Alzheimer.
- 30 % à 43 % des victimes d'AVC récidivent dans les 5 ans.
- L'âge moyen de survenue d'un AVC est 73 ans.

7 Les traitements et la rééducation

A| La prévention

6 facteurs à prendre en compte :

- 1. Contrôler la pression artérielle (50 % des hypertendus ignorent qu'ils le sont).
- 2. Manger sainement.
- 3. Lutter contre la sédentarité.
- 4. Contrôler son cholestérol.
- 5. Avoir une activité physique.
- 6. Arrêter de fumer.

B| Le traitement en urgence

- La thrombolyse (moins de 4 h 30 après la survenue de l'AVC ischémique).

La **thrombolyse** consiste à dissoudre le caillot qui bouche l'artère cérébrale. Il permet de rétablir la circulation du sang et l'apport en oxygène au niveau du cerveau, et donc de limiter la lésion cérébrale et ses séquelles. Plus ce traitement est mis en place rapidement, moins les séquelles de l'AVC ischémique sont importantes.

- La **thrombectomie** (à moins de 6 heures après la survenue de l'AVC ischémique). C'est une technique de neurologie qui consiste à retirer le caillot dans l'artère bouchée et éviter 1 handicap sur 3 ou 4. Cependant, tous les centres vasculaires ne sont pas en capacité de proposer ce traitement.

C| Le traitement préventif après un AIT ou un AVC

- Traitement médicamenteux pour éviter la récidive (antihypertenseurs, anticoagulants...).
- Traitement d'une éventuelle maladie cardiovasculaire.

D| La rééducation

Elle est essentielle pour regagner un maximum d'autonomie et éviter l'apparition d'autres complications :

- la récupération des différentes fonctions ;
- la rééducation de la marche ;
- la rééducation du membre supérieur ;
- l'orthophonie ;
- l'utilisation optimale des fonctions restantes : par exemple, si la main dominante a été touchée et reste déficitaire, il faut développer l'habileté de l'autre main pour qu'elle prenne le relais pour maintenir l'écriture, la toilette, l'habillage...

8 Les mesures gouvernementales

Le plan d'actions national AVC 2010-2014 (dernier en date) a permis d'améliorer la qualité de la prise en charge des malades atteints d'AVC, de structurer l'intervention rapide et adaptée en urgence de toute suspicion d'AVC et de favoriser la limitation des séquelles.

L'année 2015 a vu un déploiement homogène de 135 unités neurovasculaires (UNV) sur l'ensemble du territoire. Dans les zones non couvertes, les victimes d'AVC peuvent être prises en charge dans des structures d'urgence par des urgentistes spécialement formés à la thrombolyse et reliés 24 h sur 24 à une UNV par télémédecine.

À SAVOIR **Question possible**

- Les AVC sont la première cause de handicap des adultes en France. Pensez-vous que la population est suffisamment informée ?

FICHE 3 LA MALADIE D'ALZHEIMER

Avec le vieillissement de la population, de plus en plus d'hommes et de femmes semblent se plaindre de troubles de la mémoire. L'amélioration des conditions de prise en charge des malades souffrant d'Alzheimer est un enjeu national.

Thèmes associés : les maladies psychiatriques, le handicap, la dépendance.

1 Définition

A| Maladie d'Alzheimer et démence sénile

1| La démence

C'est un terme général qui regroupe toutes les pertes de mémoire et d'autres capacités intellectuelles.

2| La maladie d'Alzheimer

C'est la forme la plus connue de démence, 70 % de l'ensemble des démences de la personne âgée. C'est une **maladie neurodégénérative**.

info
Comprendre la maladie d'Alzheimer
foucherconnect.fr/20rcinfirmier05

Elle affecte progressivement et insidieusement l'autonomie et les fonctions cognitives de l'individu (mémoire, langage, raisonnement, apprentissage, résolution de problèmes, prise de décision, perception, attention). Physiologiquement, elle se caractérise par l'accumulation progressive d'une protéine, la bêta-amyloïde, qui va former des plaques dites amyloïdes entre les neurones du cerveau. Ces plaques entraînent progressivement le dysfonctionnement des neurones et leur mort.

Il n'existe aucun traitement curatif, ni aucun traitement préventif. La maladie s'aggrave au fil du temps et entraîne la perte irréversible des fonctions mentales et notamment de la mémoire car ce sont les neurones localisés dans la région de l'hippocampe qui sont les premiers atteints ; puis d'autres zones sont touchées avec une disparition progressive des capacités d'orientation dans le temps et dans l'espace, de reconnaissance des objets et des personnes, d'utilisation du langage, de raisonnement, de réflexion.

La maladie d'Alzheimer apparaît plus souvent chez les personnes âgées (elle est rare avant 65 ans) mais elle n'est pas une conséquence normale du vieillissement.

2 Les origines

A| Les causes

Les **causes exactes** de la maladie d'Alzheimer restent encore inconnues. Des facteurs génétiques et environnementaux contribueraient à son apparition et à son développement.

B| Les facteurs de risque

- L'âge et le sexe : les personnes âgées sont les plus touchées, notamment les femmes.
- Une prédisposition aux risques vasculaires.
- Le diabète, l'hypertension, le tabac.
- Les antécédents familiaux seulement dans 1 % des cas.

3 Le diagnostic

La vitesse et l'évolution de la maladie sont variables d'un individu à l'autre, ce qui rend difficile tout pronostic précis.

A| Des tests cognitifs

Le plus fréquent, le *Mini Mental Status Examination* (MMSE), peut donner une première orientation. Ce test comprend plusieurs parties visant à évaluer plusieurs capacités cognitives : orientation (dans le temps et les lieux), apprentissage et mémoire (apprendre trois mots et les répéter plusieurs minutes plus tard), attention et calcul (épeler un mot à l'envers...), langage (nommer un objet montré par le praticien, suivre une consigne simple, écrire une phrase entière...) et la « praxie constructive » (reproduire des formes dessinées ayant un lien spatial entre elles).

B| Des marqueurs biologiques

Il est aujourd'hui possible de mesurer 3 marqueurs dans le liquide céphalorachidien (LCR), accessible grâce à une ponction lombaire. L'imagerie cérébrale (IRM) permet également d'aider au diagnostic de la maladie d'Alzheimer, y compris à un stade précoce. L'IRM permet d'observer des anomalies cérébrales associées à la maladie. Un test sanguin pour aider au diagnostic est en cours de recherche.

4 Les symptômes

- **Amnésie** : perte totale ou partielle de la mémoire. Le premier trouble qui apparaît dans la maladie d'Alzheimer concerne principalement la mémoire épisodique (oublier des événements récents, des rendez-vous, ne plus savoir se repérer dans une ville pourtant familière, etc.) puis la mémoire à long terme qui a pour finalité essentielle de garder l'information longtemps et enfin la mémoire sémantique (les connaissances).
- **Aphasie** : perte de la faculté à s'exprimer ou à comprendre le langage. Le malade a des difficultés ou ne peut plus communiquer.
- **Apraxie** : difficulté à effectuer des gestes concrets. La personne devient incapable d'exécuter des gestes simples, acquis tout au long de la vie.
- **Agnosie** : troubles de la reconnaissance des visages, des objets, des sons, des goûts. Le malade ne peut plus reconnaître ce qu'il voit, touche, sent, entend.
- **Troubles des fonctions exécutives** : incapacité à réaliser des tâches complexes, qui demandent de la réflexion.
- **Changements d'humeur et de comportement**, voire changement de personnalité. La personne était confiante et ouverte, elle peut devenir renfermée, méfiante et craintive, elle a besoin d'être constamment encouragée pour reprendre goût à la vie.

5 Les conséquences

Les personnes atteintes de cette maladie souffrent parfois de rejet de la part de la société et de leur famille car il y a à terme une dépendance physique, intellectuelle et sociale majeure.

C'est la principale cause de dépendance lourde des personnes âgées et d'entrée en institution ; actuellement, 40 % des malades y vivent.

6 Les aidants familiaux ou accompagnants

Ce sont souvent le conjoint et/ou les enfants de la personne malade.

Comme l'objectif est que la personne garde un maximum de repères, il faut souvent **adapter le logement** (ôter les tapis et les meubles instables, sécuriser les lieux, étiqueter les placards pour renseigner sur leur contenu, aider à visualiser en repeignant les portes d'une certaine couleur…) pour aider la personne à se repérer et lui permettre ainsi de rester dans son environnement habituel.

Les **soins** et la **prise en charge** du malade au jour le jour entraînent souvent une détresse psychologique ainsi qu'une fatigue extrême : les aidants assistent peu à peu à la disparition progressive de l'être tel qu'ils l'ont connu, ils doivent l'accompagner dans ses gestes du quotidien, veiller à ce qu'il se nourrisse correctement et régulièrement, qu'il prenne bien ses médicaments…

Et par-dessus tout, il est essentiel de rassurer le malade, car celui-ci est souvent anxieux. Il faut lui éviter les situations stressantes, choisir des activités simples, ne pas le corriger s'il tient des propos incohérents, maintenir la communication : parler lentement, calmement.

7 Des chiffres et des dates (France Alzheimer 2019)

- En 1906, Aloïs Alzheimer, médecin allemand (1864-1915), met en évidence cette maladie dégénérative liée à l'âge : les cerveaux autopsiés présentaient des lésions nerveuses.
- 900 000 personnes souffrent de la maladie d'Alzheimer aujourd'hui en France, c'est la quatrième cause de mortalité.
- 1,3 million étaient attendues en 2020, soit 1 Français de plus de 65 ans sur 4.
- 3 millions de personnes sont concernées (si on inclut les proches aidants).
- 225 000 nouveaux cas sont diagnostiqués chaque année et 1 sur 3 au stade précoce (1 malade sur 2 ignore qu'il est atteint de la maladie d'Alzheimer) ; 2 % de la population avant 60 ans et 15 % des personnes de plus de 80 ans.
- 2 malades sur 3 sont des femmes.
- 40 % vivent en institution, 60 % à leur domicile.
- 550 000 personnes sont suivies médicalement et 350 000 bénéficient d'une prise en charge.

- 22 000 € par patient et par an ; 9,9 milliards € consacrés à la prise en charge médicale et médicosociale de la maladie d'Alzheimer en France.
- Il existe 500 lieux d'accueil.
- 2 200 actions sont menées auprès des familles.
- 10 000 aidants familiaux et 6 000 professionnels du soin et du service à la personne.
- 10 millions d'euros ont été consacrés à la recherche depuis 1988.

8 Les traitements et la prévention

A| Les traitements

Deux familles de médicaments sont utilisées **seulement pour ralentir** le développement des troubles cognitifs associés à la maladie d'Alzheimer : les **anticholinestérases** et les **antiglutamates**.

France Alzheimer a mené un sondage à la suite du déremboursement de ces médicaments anti-Alzheimer auquel plus de 2 500 personnes ont répondu : 80 % des personnes interrogées n'approuvent pas, 70 % n'envisagent pas d'arrêter et, pour celles qui ont interrompu, 52 % ont constaté une aggravation précipitée des troubles cognitifs.

D'autres médicaments peuvent être ponctuellement prescrits pour traiter certains troubles liés à la maladie (dépression, troubles du sommeil, etc.) Les traitements non médicamenteux sont : la stimulation cognitive, la rééducation orthophonique, la kinésithérapie.

B| L'accompagnement des malades

L'**aide à domicile** est le recours à un auxiliaire de vie, à une aide-ménagère ou à un service de portage de repas pour assurer un soutien au quotidien à la personne malade.

L'**accueil de jour** est une structure accueillant les personnes malades à la journée. Ces structures proposent des activités visant à maintenir l'autonomie et à stimuler les fonctions cognitives des personnes malades.

L'**hébergement temporaire en établissement** est une solution temporaire avant un retour à domicile ou transitoire avant une entrée définitive en établissement.

L'**accueil en établissement** est l'évolution de la dépendance d'une personne atteinte de la maladie d'Alzheimer quand le maintien à domicile est difficile, voire impossible. Il existe des structures spécifiques pour l'accueil des malades d'Alzheimer en établissement : les unités Alzheimer. Les patients y sont accueillis dans un cadre sécurisé et adapté, dans lequel ils peuvent déambuler sans danger.

C| L'accompagnement des aidants

L'aidant principal est le conjoint dans 52 % des cas et l'un des enfants dans 33 % des cas. Des aides ont été mises en place : soutien psychologique, formation au rôle d'aidant familial, suivi médical spécifique et soutien financier.

D| La recherche

Moins développée que pour le sida ou le cancer, la recherche française sur la maladie d'Alzheimer et les maladies apparentées peut s'appuyer sur de nombreuses collaborations internationales (Europe, Canada, Australie, États-Unis) pour découvrir :

- de nouveaux facteurs de risques génétiques et environnementaux ;
- de nouveaux moyens de dépistage ;
- de nouveaux traitements : plusieurs essais cliniques sont tournés vers l'immunothérapie.

E| La prévention

Les chercheurs estiment qu'1 cas sur 3 pourrait être évité par une prévention adaptée :

- alimentation saine type régime méditerranéen ;
- activité physique régulière ;
- prendre soin de son cœur et de ses vaisseaux ;
- stimulation intellectuelle et sociale.

À SAVOIR — Questions possibles

- « Demain, peut-être, les généticiens programmeront des bicentenaires à la chaîne. Dès aujourd'hui, il est possible, non seulement de vivre plus vieux, mais aussi de rester jeune plus longtemps en jouant sur notre mode de vie, particulièrement sur notre alimentation. » Qu'en pensez-vous ?
- 36 % des aidants aux personnes atteintes de maladie d'Alzheimer décèdent avant les patients. Que vous inspire ce constat ?

FICHE 4

LE DON D'ORGANES

De la naissance à l'âge le plus avancé, les besoins en greffon ne cessent de croître. Cette hausse de la demande est liée à une technicité médicale de mieux en mieux maîtrisée permettant d'envisager une greffe dans des situations de plus en plus diverses. Cependant, le don d'organes n'est pas suffisamment pratiqué en France et reste un sujet délicat.

Thèmes associés : les maladies chroniques, la bioéthique, la mort.

1 Définition

Une greffe (ou transplantation) est le remplacement dans le corps humain d'un organe défectueux. On peut parler :

- d'**autogreffe** : le greffon provient du patient lui-même ;
- d'**allogreffe** (ou homogreffe) : le greffon provient d'un donneur ;
- de **xénogreffe** : le greffon provient d'une autre espèce (par exemple animale) ; ce type de greffe n'est pas viable à ce jour.

2 Le donneur d'organes

Tout sujet en état de mort encéphalique est un donneur potentiel. Il n'y a pas de limite d'âge : ce sont les circonstances du décès, les examens des sérologies et des antécédents médicaux qui valident la possibilité de don d'organes et de tissus.

IMPORTANT

La mort encéphalique est l'arrêt de toute activité cérébrale suite à un accident vasculaire cérébral, un arrêt cardiaque ou un traumatisme crânien. Cet état est irréversible car le cerveau est irrémédiablement détruit.
Pour une bonne conservation des organes, la circulation sanguine, la température du corps et la respiration par assistance respiratoire doivent être maintenues. Parfois, cela n'est possible que pendant quelques heures.
Le seul critère est la qualité des organes prélevables.

3 L'anonymat et la gratuité

L'équité du système repose sur plusieurs principes :

- toute rémunération en contrepartie du don est interdite ;
- le nom du donneur ne peut pas être révélé au receveur et, de même, le nom du ou des receveurs ne peut pas être communiqué à la famille du donneur. Toutefois, celle-ci peut être informée des organes et des tissus qui ont été prélevés ainsi que du résultat des greffes.

4 Le consentement présumé

Le don d'organes repose, depuis la loi Caillavet de 1976, sur le principe du « consentement présumé » : chaque Français est considéré comme un donneur potentiel après sa mort, à moins de s'y être opposé de son vivant en s'étant inscrit (par courrier) dans le Registre national des refus, ce registre devant être obligatoirement consulté par les médecins. Si rien n'est indiqué, ils se tournent ensuite vers la famille pour que celle-ci accepte ou refuse le prélèvement.

Depuis janvier 2017, les personnes refusant le don peuvent s'inscrire (en ligne) sur le Registre national des refus géré par l'Agence de la biomédecine. La décision est modifiable à tout moment. Si aucune démarche n'est connue, ce sont toujours les proches qui sont interrogés.

À savoir : un enfant a accès dès 13 ans au Registre national des refus.

5 Le receveur

C'est le médecin qui inscrit son patient sur la liste d'attente gérée par l'Agence de la biomédecine. Les malades pouvant être amenés à recevoir une greffe d'organes sont les personnes atteintes de malformation cardiaque, de mucoviscidose, d'insuffisance rénale terminale, de certains cancers en fonction de l'évolution de la maladie, de l'efficacité des traitements prescrits, de l'état de santé général du malade.

La greffe d'organes peut même représenter pour certaines pathologies le seul traitement, mais l'attente peut parfois durer des mois, voire des années, augmentant le risque de décès faute de greffe.

6 Les organes et les tissus greffés

» Le **prélèvement de son vivant** : principalement les cellules de moelle osseuse ; le rein ; la peau et des fragments osseux ; un lobe hépatique ou un lobe pulmonaire (exceptionnel).

» Le **prélèvement après la mort** : cœur, foie, rein ; bloc cœur-poumon ; poumon, pancréas.

7 Le circuit du don à la greffe

L'Agence de la biomédecine orchestre 24 heures sur 24 l'attribution des organes, au travers du Pôle national de répartition des greffons en fonction :

- des priorités médicales (des critères d'urgence sont définis pour les enfants, les receveurs dont la vie est menacée à très court terme, les receveurs pour lesquels la probabilité d'obtenir un greffon est très faible) ;
- des déplacements géographiques auxquels sont soumis les greffons.

Une intervention chirurgicale permet de prélever les organes et les tissus. Les organes sont conditionnés à 4 °C, puis transportés très rapidement vers les hôpitaux où sont pratiquées les transplantations. Les tissus sont conservés dans des banques qui gèrent leurs distributions.

8 Le don de son vivant

La loi autorise le don et le prélèvement d'organes ou de tissus de son vivant pour les organes qui se régénèrent (comme le foie) ou pour lesquels on peut vivre avec une partie seulement (rein, poumon). Ce don ne peut se faire que :

- dans un intérêt thérapeutique ;
- pour une personne appartenant à sa famille, sa famille élargie, la personne avec laquelle on vit en couple depuis au moins 2 ans, ou toute personne avec laquelle on entretient un lien affectif et stable depuis au moins 2 ans ;
- après avoir été informé des risques encourus ;
- après avoir exprimé son consentement devant le président du tribunal de grande instance.

Aucun prélèvement n'est autorisé sur les mineurs.

9 Des chiffres et des dates (données 2019)

- 5 901 greffes d'organes réalisées (25 % d'augmentation en 8 ans).
- 26 116 personnes en attente d'une greffe (chiffre également en augmentation).
- 1 924 donneurs d'organes post-mortem (chiffre en baisse) alors que le nombre de morts encéphaliques progresse : 3 539 (+ 2,7 %).
- Sur les greffes réalisées :
  - 3 643 greffes de rein : le rein est l'organe le plus greffé avec une hausse de 53 % sur 20 ans (45 % des personnes atteintes d'insuffisance rénale chroniques ont été greffées) ;
  - 1 355 greffes de foie : la greffe du foie a augmenté de plus de 66 % sur 20 ans ;
  - 425 greffes de cœur : la greffe du cœur diminue en raison de l'amélioration de techniques alternatives.
  - 384 greffes de poumon : la greffe de poumon a augmenté de 32 % depuis 2010 grâce à des critères de prélèvement redéfinis en profondeur ;
  - 9 greffes cœur-poumon ;
  - 107 greffes du pancréas et 1 des intestins (pratiques plus rares).
- La moyenne d'âge des donneurs reste stable : 58 ans.
- Le taux d'opposition (refus de prélèvement) se maintient autour de 30,5 % depuis la loi de 2017 mais reste très élevé.
- La greffe à partir de donneur vivant est en baisse (– 6 %) avec 525 greffes.

10 Les actions gouvernementales

Les premiers textes de lois relatifs au don d'organes datent de 1887. La législation a rapidement évolué pour aboutir en 1994 à la première **loi de bioéthique**, révisée en 2004 puis modifiée le 7 juillet 2011, faisant du don d'organes une **priorité nationale**.

Le décret du 1er janvier 2017 ne modifie pas les 3 grands principes de la loi de bioéthique qui sont le consentement présumé, la gratuité du don, et l'anonymat entre le donneur et le receveur mais précise 3 modalités de refus.

Le troisième plan greffe 2017-2021 dans la continuité de ceux de 2000-2003 et 2012-2016 a pour objectif d'évaluer les besoins des patients pour améliorer la planification de l'offre de soins et viser à l'harmonisation des pratiques d'inscription en liste d'attente.

Une **journée nationale** dédiée au don et à la greffe d'organes a lieu chaque année le 22 juin depuis plus de 10 ans.

11 Les perspectives

A| Les problématiques rencontrées

La demande de greffe est de plus en plus importante ; elle est due au vieillissement de la population, à l'évolution de la prise en charge médicale des patients et à la découverte de nouveaux traitements antirejet. Les pouvoirs publics ont aussi à lutter contre un trafic d'organe illégal et clandestin.

B| Les solutions alternatives

L'Agence de la biomédecine a également décidé en 2010 d'encourager les greffes rénales à partir de donneurs vivants, une pratique qui était fortement développée dans le nord de l'Europe et dans les pays anglosaxons. Cette stratégie a porté ses fruits puisque celles-ci ont représenté, en 2015, près de 16 % des greffes de rein totales. L'activité a plus que doublé en 5 ans et la barre symbolique des 500 greffes rénales à partir de donneurs vivants a été franchie en 2014.

C| Les avancées technologiques

Les **prothèses artificielles** : de grandes avancées, comme l'imprimante 3D qui permet de réaliser des prothèses ; à ce jour, aux États-Unis, 3 trachées pour bébés et, en test, glande thyroïde, prothèses auditives, peau et tissu musculaire.

Les **appareils d'assistance cardio-circulatoire** sont pour le moment considérés comme des solutions d'attente. De vrais « cœurs artificiels » ont été greffés sur des personnes sans succès mais avec allongement de la durée de vie.

La **thérapie cellulaire** : plusieurs équipes de chercheurs travaillent actuellement à une nouvelle application de la greffe cellulaire qui consiste à réparer un organe en utilisant des cellules souches.

Impact de l'épisode de pandémie : l'agence de biomédecine reconnaît que la covid-19 a eu un impact certain sur l'activité de greffe d'organes au 1er semestre 2020 mais assure que tout est mis en œuvre aujourd'hui pour que les transplantations puissent avoir lieu, dans les meilleures conditions.

À SAVOIR **Questions possibles**

- « Le don d'organes : le don de vie, quoi de plus beau ! Donner la vie sans penser qu'un jour elle pourrait être rendue. Préserver ce joyau de solidarité qu'est le don bénévole et anonyme ». Que pensez-vous de ce propos ? Développez et argumentez.
- Le don d'organes est gratuit en France contrairement à d'autres pays. Qu'en pensez-vous ?

FICHE 5

LES ACCIDENTS DOMESTIQUES

Les accidents domestiques ne sont pas une fatalité, ils sont la conséquence d'un manque de vigilance ou d'anticipation du risque. Les professionnels des urgences estiment que 8 fois sur 10, ils auraient pu être évités.

Thème associé : le handicap.

1 Définition

Les accidents domestiques font partie des **accidents de la vie courante (AcVC)**. On entend par accident de la vie courante un traumatisme non intentionnel qui n'est ni un accident de la circulation, ni un accident du travail. Les AcVC regroupent donc :

- les accidents domestiques, se produisant à la maison ou dans ses abords immédiats : jardin, cour, garage et autres dépendances ;
- les accidents scolaires, incluant les accidents survenant lors du trajet, durant les heures d'éducation physique et dans les locaux scolaires ;
- les accidents de sport ;
- les accidents de vacances et de loisirs ;
- les accidents survenant à l'extérieur : dans un magasin, sur un trottoir, ...

Le **risque d'accident domestique** et notamment d'accident grave est **accru aux âges extrêmes de la vie** : avant 5 ans et après 70 ans.

2 Les différents types d'accidents

A| Chez les enfants

1| L'étouffement

Un nourrisson peut s'étouffer principalement dans son lit (la prévention de la mort subite du nourrisson met en garde contre la présence d'oreillers, de couettes, de peluches et d'autres objets). À partir de 6 mois, l'enfant commence à mettre les choses dans sa bouche et peut s'étouffer en avalant de petits aliments ou des petits objets. Puis, en grandissant, il peut s'étrangler en jouant avec un collier, un cordon, ou s'étouffer avec un sac plastique.

2| La noyade

Il suffit de quelques minutes pour qu'un enfant se noie dans 20 cm d'eau, que ce soit dans la baignoire ou dans une piscine. Même en position assise, il peut glisser et ne peut souvent pas se redresser.

3| La chute

C'est le principal risque d'accident des enfants de 0 à 6 ans à la maison. Les causes sont variées : les enfants peuvent chuter de la table à langer, de la chaise haute, du canapé ou du lit des parents, dans les escaliers et par la fenêtre.

4| Les intoxications

Elles ont lieu par ingestion de médicament ou de produit ménager et de bricolage.

5| Les brûlures

Les risques de brûlures sont multiples : brûlure occasionnée par le contact avec un liquide ou aliment chaud (biberon, soupe, café, thé, huile), par les flammes (quand l'enfant veut jouer avec le feu, des allumettes, près d'une cheminée), par objets chauds (équipements ménagers, casseroles chaudes) ou encore par de l'eau trop chaude au moment du bain ou même du lavage des mains. Les brûlures peuvent avoir des conséquences et des séquelles graves.

Il faut seulement 3 secondes pour qu'un bébé se brûle au 3e degré avec de l'eau à 60 °C.

Il y a **3 degrés de brûlure** :

- 1er degré : peau juste rouge, sans plaie ni ouverture. ;
- 2e degré : cloques et bulles même percées ;
- 3e degré : peau insensible et cartonnée, noire ou blanche.

6 | L'électrocution

L'enfant n'a aucune conscience des risques que l'électricité représente. Il a souvent tendance à vouloir porter à sa bouche la prise d'une rallonge ou mettre les doigts à l'intérieur ou d'y glisser de petits objets en métal.

B | Chez les personnes âgées

1 | La chute

C'est le **risque principal**. Un tiers des personnes âgées de 65 ans et plus et vivant à domicile chutent chaque année. Les femmes sont quasiment 2 fois plus nombreuses à chuter que les hommes et cette proportion augmente avec l'âge. Ces chutes engendrent un nombre important de fractures de la hanche ou du col du fémur et par conséquent des hospitalisations.

Les conséquences physiques et psychologiques sont importantes : diminution de la mobilité, perte de confiance en soi, limitation des activités quotidiennes, déclin des capacités fonctionnelles et mise en péril du maintien à domicile.

2 | Les facteurs de risque

- Le mauvais respect de la prise médicamenteuse (automédication, utilisation de 4 médicaments ou plus...).
- La diminution de la mobilité, la perte d'équilibre, la faiblesse musculaire...
- La peur de chuter, notamment dans les escaliers.
- L'utilisation de moyens auxiliaires (canne, déambulateur).
- La prise inconsidérée de risques : monter sur une chaise ou sur une échelle.
- Une alimentation insuffisante ou inadéquate, la consommation d'alcool.
- Des troubles cognitifs tels que les dégénérescences cérébrales.

3 Des chiffres et des dates

A | Tous âges confondus

- Les accidents domestiques représentent 61 % des AcVC.
- 4,5 millions de recours aux urgences et 500 000 hospitalisations pour 12 millions d'accidents de la vie courante par an.
- Troisième cause de mortalité après les cancers et les maladies cardiovasculaires.
- 20 000 décès (soit 3 à 5 fois plus que la route), dont 15 000 personnes de plus de 65 ans.

- 6 millions de blessés, 21 000 décès et 1 million d'hospitalisations par an.
- Les chutes représentent les 3/4 des accidents domestiques et plus de 50 % des décès : 26 chutes mortelles par jour, 17 traumatismes crâniens par heure.
- Suffocations et asphyxies : 3 000 décès par an (15 % des décès).
- Noyades : 1 300 par an dont les 3/4 suivies de décès.
- Intoxications : 1 400 décès (dont 600 par médicament et 300 par monoxyde de carbone).
- Brûlures : 15 000 victimes dont 500 décès.
- Morsures : 600 000 victimes.
- 1 doigt sectionné par une alliance accrochée chaque jour.

B| Les enfants

Les accidents domestiques constituent la première cause de décès des enfants de moins de 15 ans.

1| De 0 à 15 ans

- 15 % des enfants sont victimes d'un accident domestique.
- 1,7 million d'accidents entraînent une consultation aux urgences.
- 254 décès d'enfants, le plus souvent par chute, noyade ou étouffement.
- 100 000 enfants sont victimes d'une morsure de chien, 250 d'une défénestration et 15 000 enfants sont intoxiqués.

2| De 0 à 6 ans

- Première cause de décès chez les enfants de moins 6 ans : suffocation et asphyxie.
- 15 % des décès par noyade chaque année.
- Plus de 300 décès par an (64 % des décès de 0 à 15 ans)
- 2 000 enfants victimes d'accident chaque jour
- 740 000 accidents ayant entraîné une consultation aux urgences par an. Certaines victimes gardent des séquelles qui sont souvent à l'origine de handicaps sérieux.
- Les accidents les plus courants : intoxications, suffocations, brûlures et contusions.
- Les lieux à risque :
  - pour les enfants de moins de 1 an, les accidents surviennent davantage dans la cuisine, la chambre et la salle de bain ;
  - pour les enfants de 1 à 4 ans, ils ont le plus souvent lieu dans la cuisine et la salle de séjour.

L'intérieur de la maison est le lieu principal d'accident pour cette tranche d'âge (80 %) et principalement dans la cuisine, la cour ou le jardin. L'âge augmentant, ces accidents diminuent et surviennent de plus en plus à l'extérieur de la maison.

C| Les personnes âgées

- Sur les 15 000 décès annuels, 8 300 sont causés par une chute, 88 % concernent des personnes âgées de 65 ans et plus et 60 % sont des personnes de plus de 75 ans.
- En cas de fracture, 40 % des seniors se retrouvent en institution.

4 Les actions gouvernementales

A| Une politique de prévention

- La **loi de santé publique du 9 août 2004** a fixé 2 objectifs :
  - l'objectif 93 ayant trait aux accidents de la vie courante chez les enfants et les adolescents ;
  - l'objectif 99 concernant les chutes des personnes âgées.
- La **prévention en France** est organisée selon 3 axes :
  - la **communication à visée préventive** : l'INPES organise chaque année des campagnes d'information (prévention des accidents domestiques des enfants, des noyades, des accidents de vélo et des incendies domestiques) ;
  - le **recueil de données épidémiologiques**, afin de mieux connaître l'origine et le type d'accidents ; l'InVS est chargé de ce volet ;
  - l'élaboration et la mise en œuvre de **recommandations**, de **normes** et de **réglementation**, qui relèvent de l'action des pouvoirs publics, de l'AFNOR et de la Commission de la sécurité des consommateurs (CSC).
- Des **campagnes de prévention** avec 6 thèmes prioritaires :
  - la sécurité des enfants. Exemple, en 2009, la campagne « Protégez votre enfant » ;
  - la sécurité des pratiquants de sports de loisirs. Exemple ; en 2010, la campagne « J'apprends à me protéger » pour des vacances en toute sécurité ;
  - la sécurité des personnes en situation de handicap visuel ou auditif ;
  - la prévention des incendies domestiques. Exemple, en 2013, la campagne « Pas d'accidents dans ma maison » ;
  - la prévention des chutes au domicile des personnes âgées ;
  - l'épidémiologie des accidents de la vie courante.
- En 2020, pendant le confinement, l'association des assureurs français « Assurance prévention » a lancé la campagne : #RestonsChezNous#EnTouteSécurité.

» Des **documents de référence** à télécharger sur la prévention des accidents domestiques, des accidents de la vie courante, des accidents de sport et de loisirs.

B | Des mesures de prévention à la portée de tous

 # info
Les réflexes à avoir
foucherconnect.fr/20rcinfirmier06

La plupart des accidents domestiques seraient évitables grâce à des mesures de prévention souvent simples à mettre en œuvre :

- l'**aménagement du logement** et de ses dépendances en sécurisant les installations et les équipements :
  - pour les enfants : mettre des barrières devant les escaliers, bloque-ouvertures aux fenêtres, vérifier qu'il n'y ait aucun meuble sur lequel l'enfant pourrait grimper sous les fenêtres, sous la rambarde du balcon…,
  - pour les personnes âgées : sécuriser les escaliers, dégager les couloirs de circulation (meubles bas, tapis…) ;
- la **pédagogie** :
  - informer et éduquer les parents sur l'importance des risques d'accidents en impliquant tous les acteurs de la santé (infirmiers scolaires, médecins généralistes y compris dans les crèches et les écoles) et les accompagner pour renforcer leur vigilance auprès des jeunes enfants, principalement jusqu'à 6 ans,
  - éduquer les enfants le plus tôt possible sur les risques de dangers, avec des mots simples, tout en les laissant découvrir et explorer leur environnement,
  - insister sur l'importance de la formation de la population aux gestes de secours.

À SAVOIR — Questions possibles

- 10 000 décès pourraient être évités si plus de Français étaient formés aux gestes d'urgence. Qu'en pensez-vous ?
- Citez les différents risques d'accidents domestiques et expliquez-les en vous appuyant sur des exemples.
- Les accidents domestiques seraient la cause principale de mortalité infantile en France. Que pensez-vous de cette situation ? Quels moyens pourrait-on mettre en œuvre pour les prévenir ?

FICHE 6

L'EUTHANASIE

Mot venu du grec et qui signifie « la mort douce », l'euthanasie n'est pas légale en France. Elle fait débat dans notre société et divise l'opinion publique depuis de nombreuses années : certains veulent continuer à l'interdire et d'autres l'autoriser en la légalisant ou en la dépénalisant.

Thèmes associés : les soins palliatifs, le suicide.

1 Définition

L'euthanasie est un acte qui consiste à mettre fin à la vie d'une personne, à sa demande. Elle est dite **active**, quand la mort est due à l'administration directe d'un produit létal, ou **passive**, lorsque c'est l'arrêt des soins et des traitements qui provoque la mort, parfois au bout de quelques jours.

L'**euthanasie** s'oppose donc totalement à l'acharnement thérapeutique, qui consiste en la réalisation d'actes médicaux dans le but de maintenir obstinément en vie une personne incurable.

On distingue 3 types d'euthanasies :

- l'**euthanasie volontaire** : soit le patient est en pleines capacités mentales et physiques au moment où il demande de l'aide pour mourir, soit il a exprimé précédemment son souhait ;
- l'**euthanasie non volontaire** : le patient n'a plus la capacité mentale et physique de demander de l'aide pour mourir et on ignore quelle aurait été sa volonté ;
- l'**euthanasie involontaire** : la personne a eu l'occasion d'exprimer son opposition à cette décision, elle s'apparente à un meurtre.

2 Le suicide médicalement assisté

Interdit en France, mais autorisé dans certains pays comme la Suisse, le suicide assisté ou « aide au suicide » se distingue de l'euthanasie par le fait que c'est le patient lui-même qui déclenche sa mort et non un tiers.

Cet acte interdit consiste à procurer au patient un environnement et les moyens nécessaires pour accomplir son suicide.

3 Les soins palliatifs

Il ne faut surtout pas les confondre avec l'euthanasie même si, pour soulager la douleur, il arrive aux soignants d'user de doses d'analgésiques ou d'antalgiques qui risquent de rapprocher le moment du décès.

Leur objectif n'est pas de provoquer le décès, mais d'accompagner le patient en lui prodiguant des soins de confort et de nursing destinés à préserver la meilleure qualité de vie possible jusqu'à la mort.

Les soins palliatifs sont délivrés par une équipe pluridisciplinaire et doivent notamment soulager la douleur, apaiser la souffrance psychique, sauvegarder la dignité de la personne malade et soutenir son entourage.

4 Les grandes affaires médiatisées

L'euthanasie peut bouleverser l'opinion publique et provoquer des réactions très virulentes, chacun prenant fait et cause pour ce qui lui semble le plus juste. Plusieurs affaires ont été au centre de l'actualité ces dernières années.

A| L'affaire Vincent Humbert

Tétraplégique après un accident de la route, Vincent Humbert écrit en 2002 au président de la République pour lui demander « le droit de mourir ». Sa mère, qui décide de l'aider, devient alors son porte-parole et, avec la complicité du Dr Frédéric Chaussoy, du service de réanimation de Berck, elle abrège les souffrances de son fils. La mère et le médecin médiatisent leur geste et affrontent la justice. Ils bénéficient d'un non-lieu en 2006 et obtiennent entre temps une réflexion sur l'accompagnement en fin de vie.

En 2005, la loi Léonetti instaure le « **droit à laisser mourir** » ou euthanasie passive, interdisant l'acharnement thérapeutique, mais condamnant l'euthanasie active qui provoque de manière délibérée la mort du patient.

B| L'affaire Laurence Tramois

En 2007, le Dr Laurence Tramois et l'infirmière Chantal Chanel sont arrêtées, suspectées d'avoir prescrit et administré une injection létale en 2003 à une patiente de 65 ans en phase terminale d'un cancer du pancréas. Les deux femmes reconnaissent les faits : la médecin est condamnée à la peine minimale (1 an de prison avec sursis), l'infirmière est acquittée.

C| L'affaire Chantal Sebire

Atteinte d'une tumeur très rare et très douloureuse, Chantal Sébire demande en 2008 au chef de l'État de pouvoir être assistée dans son suicide pour « mourir dans la dignité ». Elle lance un appel relayé par les médias du monde entier. Après le rejet de sa demande par la justice française, elle est retrouvée morte à son domicile, en mars 2008, après une overdose de barbiturique.

D| L'affaire Nicolas Bonnemaison

En 2014, Nicolas Bonnemaison, médecin urgentiste, est accusé d'avoir provoqué la mort de 7 malades en fin de vie par empoisonnements. Il est acquitté en première instance mais condamné en appel à 2 ans d'emprisonnement avec sursis.

E| L'affaire Anne Bert

Atteinte d'une maladie incurable et condamnée à une mort dégradante et douloureuse, Anne Bert, 59 ans, envoie aux candidats à l'élection présidentielle de 2017 une lettre ouverte pour demander la légalisation du suicide assisté et de l'euthanasie. Elle prévoit de partir en Belgique, où l'euthanasie est autorisée.

IMPORTANT

Seuls les 3 pays du Benelux (Pays-Bas, Belgique et Luxembourg) ont dépénalisé le fait de donner intentionnellement la mort à une personne qui en fait la demande.
La Belgique est le seul pays au monde où l'euthanasie pour les mineurs est prévue dans la loi.

F| L'affaire Vincent Lambert

La famille de Vincent Lambert se déchire depuis plus de dix ans au sujet de son maintien en vie. Accidenté en 2008, il est déclaré en état végétatif en 2011.

En 2013, le CHU de Reims, en accord avec l'épouse et une partie de la famille, engage un processus de fin de vie ; mais les parents et une autre partie de la famille s'y opposent. À partir de là, les décisions de justice, souvent contradictoires, s'enchaînent.

En 2014, le Conseil d'État, puis en 2015, la Cour européenne des droits de l'homme se prononcent pour l'arrêt des soins mais les procédures continuent.

En avril 2018, le CHU de Reims se prononce à nouveau en faveur de l'arrêt des traitements mais les parents interpellent le président de la République dans une lettre ouverte et une nouvelle expertise est ordonnée.

En janvier 2019, le tribunal et le Conseil d'État valident l'arrêt des soins mais, en mai, la cour d'appel de Paris ordonne la reprise de l'alimentation et de l'hydratation.

Le 2 juillet 2019, le docteur Sanchez les interrompt pour la troisième fois, le 8 la famille renonce à s'opposer et le 11, le décès est prononcé.

5 Quelques chiffres

- En 2013 (il n'existe aucun chiffre plus récent), le directeur de l'Ined évalue que l'euthanasie représente 0,6 % du total des décès, soit 2 024 euthanasies sur 550 000 décès et indique que 2 000 personnes souffrant de maladie grave se suicident.
- Aucun suicide médicalement assisté n'est déclaré.
- Les Français et l'euthanasie (chiffres 2016 Le Figaro.fr) :
  - 80 % des Français sont favorables à l'euthanasie pour des patients « en fin de vie » affectés par « des douleurs physiques ou psychologiques intolérables ».
  - 76 % se prononcent en faveur du suicide assisté.
  - 47 % pensent que la loi autorise l'euthanasie en France.
  - 88 % ne connaissent pas la loi Claeys-Léonetti sur la fin de vie.
  - 92 % estiment que, lorsque le patient n'est pas en capacité d'exprimer son avis, la décision doit être prise conjointement par le médecin et les proches.
  - 94 % répondent oui à la question de savoir si la loi française devrait autoriser les médecins à pratiquer l'euthanasie à la demande des personnes.

6 Les actions gouvernementales

- En **2005**, la **loi Léonetti** relative aux droits des malades et à la fin de la vie énonce principalement que :
  - « L'obstination déraisonnable du corps médical et la prolongation artificielle de la vie du patient sont proscrites, y compris lorsque ce dernier est hors d'état d'exprimer sa volonté. Le médecin peut prendre le risque d'abréger la vie du patient en lui administrant une dose de soins palliatifs qu'il juge nécessaire à son confort, à condition d'en informer le patient, éventuellement la personne de confiance ou un proche. »
  - « La décision de cesser l'administration d'un traitement doit être collégiale et ne peut être prise qu'après consultation de la personne de confiance, de la famille et des directives anticipées du patient. »
  - « La volonté du patient de limiter ou de cesser un traitement doit être respectée. Le patient doit être informé des conséquences de sa décision. »
- En **2010**, l'**Observatoire national de la fin de vie (ONFV)** est créé. Il a pour but d'apporter au débat public des données objectives et fiables quant à la réalité des situations de fin de vie en France et d'éclairer les choix réalisés en matière de politiques sanitaires et sociales.
- En **2016**, la **loi Claeys-Léonetti** accorde de nouveaux droits aux personnes en fin de vie en prévoyant la possibilité de demander une « sédation profonde et continue » jusqu'à son décès et non une piqûre qui conduit immédiatement à la

mort comme pour l'euthanasie. Cette sédation n'est possible qu'en cas de maladie incurable, de pronostic vital engagé à court terme, de résistance aux traitements antidouleur… Les personnes majeures peuvent rédiger des « directives anticipées » faisant part de leur volonté de refuser les traitements mais aussi, à l'inverse, de leur volonté de les poursuivre.

7 Les avis divergents

La notion de droit à la vie fait l'objet de débats religieux, philosophiques, juridiques et moraux.

A| Les « pro-euthanasie »

Les défenseurs de l'euthanasie considèrent qu'il s'agit de préserver la dignité de la personne et qu'elle peut s'inscrire dans une continuité de soins, notamment les soins palliatifs, au moment où ceux-ci ne sont plus suffisants et lorsque le patient la réclame. Comme l'espérance de vie et les moyens scientifiques et techniques de la médecine augmentent, ils introduisent la notion d'acharnement thérapeutique qui peut être vue comme de l'obstination à maintenir en vie les patients quelles que soient les conséquences humaines. Le droit à disposer de son corps et le risque de pratiques clandestines et illégales sont également des arguments des défenseurs de l'euthanasie.

B| Les « anti-euthanasie »

- Ils assimilent l'interruption de la vie dans le cadre de l'euthanasie ou du suicide assisté à un meurtre.
- Ils dénoncent un risque de dérapage et de dérive ; le patient peut subir les pressions morales de ses proches et ne pas être libre de sa décision.
- Ils s'appuient sur les religions qui l'interdisent et le code de déontologie des médecins qui précise que le médecin ne doit pas provoquer délibérément la mort mais soulager les souffrances.
- Ils estiment que c'est inutile au vu des progrès en matière d'anti-douleurs et de tranquillisants (soins palliatifs).

À SAVOIR Questions possibles

- Après l'histoire de Chantal Sébire, que pensez-vous de l'euthanasie ?
- Avec le développement des soins palliatifs, la question de l'euthanasie est-elle encore d'actualité ?

FICHE 7

LA MALTRAITANCE

Que ce soit envers les enfants, les femmes, les personnes âgées ou les personnes vulnérables, la maltraitance se retrouve partout et dans toutes les couches de la société.

Thèmes associés : la santé mentale, le handicap, le suicide.

1 Définition

Maltraiter, c'est infliger des mauvais traitements à des personnes souvent dépendantes et sans défense. La maltraitance peut être physique et/ou psychologique.

En 1987, le Conseil de l'Europe a défini la maltraitance comme une violence se caractérisant « par tout acte ou omission commis par une personne, s'il porte atteinte à la vie, à l'intégrité corporelle ou psychique ou à la liberté d'une autre personne, ou compromet gravement le développement de sa personnalité et/ou nuit à sa sécurité financière ».

La maltraitance peut avoir des conséquences durables sur la santé physiologique et psychique des victimes. On distingue **4 formes de maltraitance** :

- les violences physiques ;
- les violences sexuelles ;
- les violences psychologiques ;
- les négligences lourdes.

Elle se manifeste principalement envers les enfants, les femmes, les personnes handicapées et les personnes âgées.

2 La maltraitance envers les enfants

Un mineur est considéré en situation de maltraitance lorsqu'il est victime de négligences graves, de mauvais traitements, d'exploitation, de violences sexuelles de la part de ses parents ou de tout autre individu (adulte ou mineur).

La loi qui a réformé la protection de l'enfance introduit la notion « d'enfant en danger » et la définit ainsi : « Lorsque la santé, la sécurité ou la moralité du mineur sont en danger ou risquent de l'être, ou lorsque les conditions de son éducation ou de son développement physique, affectif, intellectuel et social sont gravement compromises. »

A| La maltraitance physique

Elle se traduit sous forme de lésions ou d'atteintes physiques :

- ecchymoses, hématomes multiples sur le corps ;
- plaies par griffures, morsures, coups de fouet, de ceinture, circulaires sur les poignets ou chevilles dus à des liens, par instruments tranchants ;
- plaies spécifiques d'abus sexuel : lésions endobuccales et génitales ;
- brûlures : par ébouillantement, par contact (fer à repasser, cigarettes), par ingestion de liquides brûlants ;
- fractures : le plus souvent sur les membres, le crâne ;
- autres lésions : oculaires, otologiques (rupture du tympan), viscérales (rupture de la rate, du foie), hématomes sous-duraux.

B| La maltraitance psychique

Elle se traduit par des carences, des négligences lourdes ou de la cruauté mentale :

- troubles de l'état général : état de dénutrition par carences alimentaires sévères, arrêt du développement staturo-pondéral (cassure de la courbe poids et taille), retard psychomoteur, retard des acquisitions ;
- chez le bébé : troubles du contact, pleurs incessants ;
- chez le jeune enfant : isolement, peur des adultes, troubles du comportement, troubles du sommeil, troubles des conduites alimentaires, troubles sphinctériens ;
- chez l'enfant : tristesse, inhibition, agitation et instabilité ;
- chez l'adolescent : troubles des conduites alimentaires, désinvestissement scolaire, hyperactivité, mise en danger, provocations, isolement, repli sur soi, conduites déviantes (drogues, vols, alcool), fugues, tentatives de suicide.

3 La maltraitance envers les personnes vulnérables

Cette forme de maltraitance envers les personnes handicapées et les personnes âgées est connue depuis peu du grand public même si elle a longtemps été sous-estimée. Elle est définie sur le site du ministère chargé de la Santé comme « un acte unique ou répété, ou en l'absence d'intervention appropriée, dans le cadre d'une relation censée être une relation de confiance, qui entraîne des blessures ou une détresse morale pour la personne âgée qui en est victime ».

On distingue également plusieurs formes :

- la **maltraitance physique** : coups, gifles, brutalités diverses, enfermement, violences et abus sexuels pouvant entraîner de graves traumatismes, notamment chez les personnes âgées, plus fragiles, nécessitant une convalescence plus longue ou occasionnant une perte d'autonomie parfois définitive ;
- la **maltraitance psychologique** : langage dévalorisant, menaces verbales, d'abandon, chantages, abus d'autorité, infantilisation, humiliation, privation de visites, punitions provoquant des angoisses, détresse morale, perte de l'appétit, voire anorexie, état dépressif, tentatives de suicide ;
- la **maltraitance matérielle et financière** : vols, extorsion d'argent, escroqueries diverses, restrictions d'achat, économies abusives, privations de la jouissance de biens, détournement d'héritage, mise sous tutelle abusive ;
- la **maltraitance médicale ou médicamenteuse** : manque de soins de base, abus ou privation de médicaments, privation de soins d'urgence, non-prise en compte de la douleur, contentions abusives ;
- la **maltraitance par négligence** :
  - les négligences actives : manque d'aide au quotidien, de stimulation à la marche, de prise de repas, de toilette, d'habillage, de prise de médicaments ; non-respect de l'intimité, limitation de la liberté de la personne,
  - les négligences passives : négligences relevant de l'ignorance ou de l'inattention de l'entourage.

4 La maltraitance envers les femmes

La violence faite aux femmes ne concerne pas une catégorie sociale précise ; elle sévit dans tous les milieux socio-économiques et se rencontre le plus souvent au sein du couple. On distingue :

- la **maltraitance physique** : ecchymoses, coupures, brûlures, os fracturés ;
- les **violences sexuelles** entraînant des risques d'infections sexuellement transmissibles, dont le sida, des douleurs, des infections, des grossesses répétées non désirées ou contre-indiquées ;
- les **violences psychologiques** : faible estime de soi, angoisse profonde, pleurs fréquents, phobies, insomnies, troubles alimentaires, difficultés de concentration et de productivité, dépression, pensées suicidaires.

5 Des chiffres et des dates

A| La maltraitance envers les enfants

Chaque année, en France :

- 98 000 enfants en danger dont 19 000 enfants maltraités selon les chiffres officiels (mais 40 000 à 50 000 d'après les médecins) ; 79 000 se trouvent dans des situations à risque ;
- très peu d'études et des données assez floues laissent penser que les chiffres sont sous-estimés mais il semble qu'il y ait 1 enfant tué tous les 5 jours par ses parents (certaines associations avancent le chiffre de 1 enfant par jour) ;
- 44 % des enfants maltraités ont moins de 6 ans ;
- 60 % des cas de maltraitance sexuelle ont lieu dans la famille des victimes ;
- 46 % des cas de maltraitance sont imputables aux pères ; 25 % aux mères ; 9 % aux beaux-pères ; en 2020, pendant le confinement, l'association « La voix de l'enfant » annonce une hausse de 30 % de cas de maltraitance infantile ;
- 1 Français sur 10 déclare avoir été victime et 60 % n'en avoir jamais parlé à personne ;
- si 80 % des parents maltraitants ont été des enfants maltraités, 80 % des enfants maltraités seront de bons parents.

B| La maltraitance envers les personnes âgées

600 000 personnes sont victimes de maltraitance, soit 5 % des personnes de plus de 65 ans et 15 % des plus de 75 ans.

1| À domicile

- 83 % des violences à l'égard des personnes âgées sont perpétrées à domicile.
- 73 % des auteurs d'actes de maltraitance sont des membres de la famille, notamment les enfants de la personne maltraitée (64 %) : les fils (38 %), les filles (26 %), le conjoint (13 %), les neveux et nièces (3 %), les gendres ou les belles-filles (7 %).

2| En établissement

70 % des victimes sont des femmes de plus de 80 ans, maltraitées par des membres du personnel de l'institution (65 %) dont 41 % du personnel soignant.

C| La maltraitance envers les femmes

1| Violences conjugales

Chaque année, en France :

- 225 000 victimes dont 157 décès en 2016 (123 femmes et 34 hommes) ;
- selon les chiffres officiels, 1 femme sur 10 est victime de violences conjugales et 1 femme meurt tous les 3 jours sous les coups de son conjoint ou concubin ;
- 20 % seulement des victimes (le plus souvent des femmes) portent plainte.
- Officiellement : 50 000 actes de violence par an et seulement 10 000 condamnations pour coups et blessures prononcées.

2| Violences sexuelles

Chaque année, en France :

- 84 000 femmes âgées de 18 à 75 ans sont victimes de viol ou de tentative de viol et, dans 90 % des cas, la victime connaît son agresseur ;
- 10 % des victimes portent plainte.

6 Les actions gouvernementales

A| Spécifiques aux enfants

Il s'agit de la **réforme de la loi sur la protection de l'enfance** de mars 2007 pour :

- « mettre l'accent et donner la priorité au volet prévention notamment en créant dans chaque département un observatoire de protection de l'enfance, et en renforçant les missions de l'ONED ;
- améliorer et redéfinir le dispositif d'alerte, de signalement et d'évaluation des risques de danger ;
- diversifier les modes d'intervention et d'accompagnement des enfants et de leur famille ».

En juillet 2019, le droit de correction « loi anti-fessée », est supprimé en France. Il datait du XIVe siècle.

B| Spécifique à la maltraitance institutionnelle subie par les personnes âgées

Depuis fin 2008, le taux de contrôle inopiné dans les structures d'accueil a été doublé et s'élève maintenant à 80 %. Les situations de maltraitance font l'objet d'enquêtes judiciaires et administratives pouvant aboutir à la fermeture de l'établissement si nécessaire.

C | Les différents numéros d'appel et d'écoute, gratuits et anonymes

Le **119** : Allo enfance en danger, joignable 24 heures sur 24 et 7 jours sur 7. C'est un **numéro d'urgence** qui traite 830 000 appels par an, soit environ 2 300 chaque jour. Le 119 doit être affiché dans tous les lieux recevant des mineurs (établissements scolaires, centres de loisirs, cabinets médicaux…).

Le **3977** : numéro d'appel unique dédié à la lutte contre la maltraitance des personnes âgées. Ce n'est pas un numéro d'urgence. Il reçoit environ 40 000 appels par an.

Le **3919** : numéro d'appel destiné aux femmes victimes de violences conjugales. Ce n'est pas un numéro d'urgence. Il reçoit environ 50 000 appels par an.

D | Les campagnes d'information

Il y a de très nombreuses et régulières campagnes d'information contre les différentes formes de maltraitance, au travers d'affiches, de films éducatifs diffusés largement, y compris sur les réseaux sociaux.

7 Les actions de prévention

- Le plan 2017-2019 pour lutter contre les violences faites aux enfants rappelle que « la famille est aussi le premier lieu dans lequel s'exercent les violences ». Il se concentre sur les violences intrafamiliales de toutes natures (physiques, psychologiques, sexuelles et les négligences) ». Il comprend 4 grands axes d'intervention :
  - **améliorer la connaissance et la compréhension des mécanismes des violences** ;
  - **sensibiliser et prévenir** ;
  - **former l'ensemble des professionnels à la détection et aux conduites à tenir devant de telles situations** ;
  - **accompagner les enfants victimes de violences**.
- Promouvoir la « bientraitance » : améliorer les conditions de vie dans les institutions pour personnes âgées.
- Il a été doublé d'une campagne de communication visant à faire connaître le 119.
- En 2020, pendant l'épidémie de Covid19, de nombreuses associations se sont inquiétées et ont alerté les pouvoirs publics sur les risques, liés au confinement, de voir une augmentation de toutes les formes de maltraitance.
- En 2021, le bilan est déterminant : les violences faites aux femmes ont progressé de 30 %, les cyberviolences de 57 % notamment chez les 15-17 ans et la proportion des admissions d'enfants à l'hôpital pour maltraitance physique, de 50 %. Les violences ont également augmenté dans la population des personnes fragilisées (personnes âgées et personnes lourdement handicapées).

Mise en page : STDI — SG-CN/SM

Achevé d'imprimer en France par Jouve-Print - 733, rue Saint-Léonard - 53100 Mayenne
N° d'impression : 2964082F - Dépôt légal n°16123-2/01 - juillet 2021

Les besoins fondamentaux de l'homme : la pyramide de Maslow

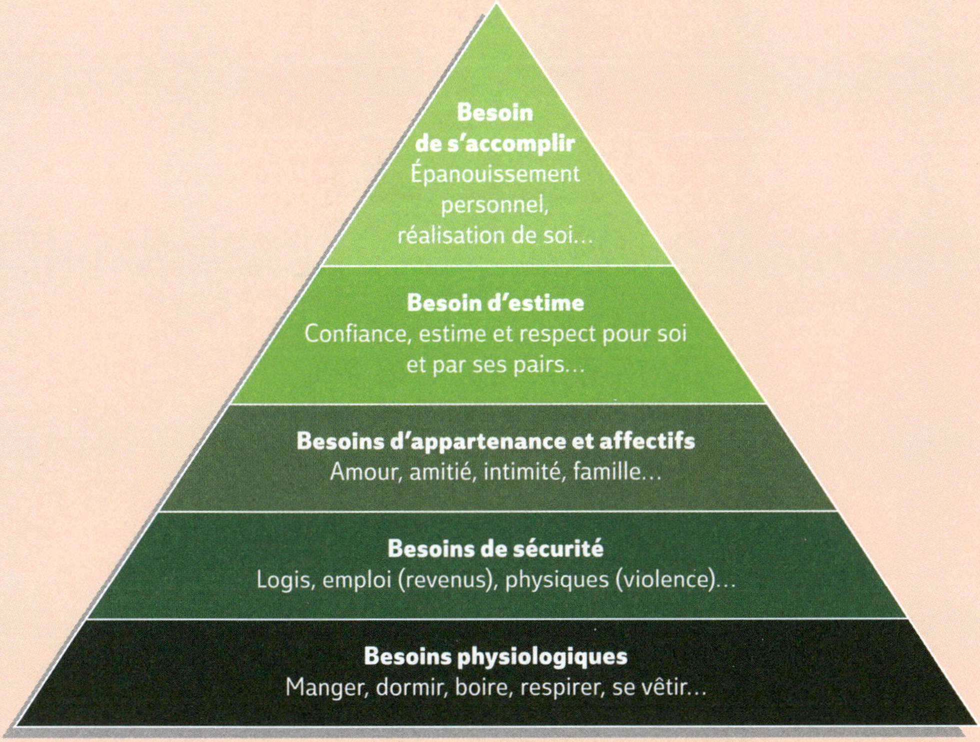

Les 14 besoins fondamentaux de l'homme selon Virginia Henderson

- Respirer
- Boire et manger
- Éliminer
- Se mouvoir, maintenir une bonne posture
- Dormir et se reposer
- Se vêtir ou se dévêtir
- Maintenir sa température
- Être propre et protéger ses téguments
- Éviter les dangers
- Communiquer avec ses semblables
- Agir selon ses croyances ou ses valeurs
- S'occuper en vue de se réaliser
- Se recréer
- Apprendre

L'action du gouvernement pour la santé de tous

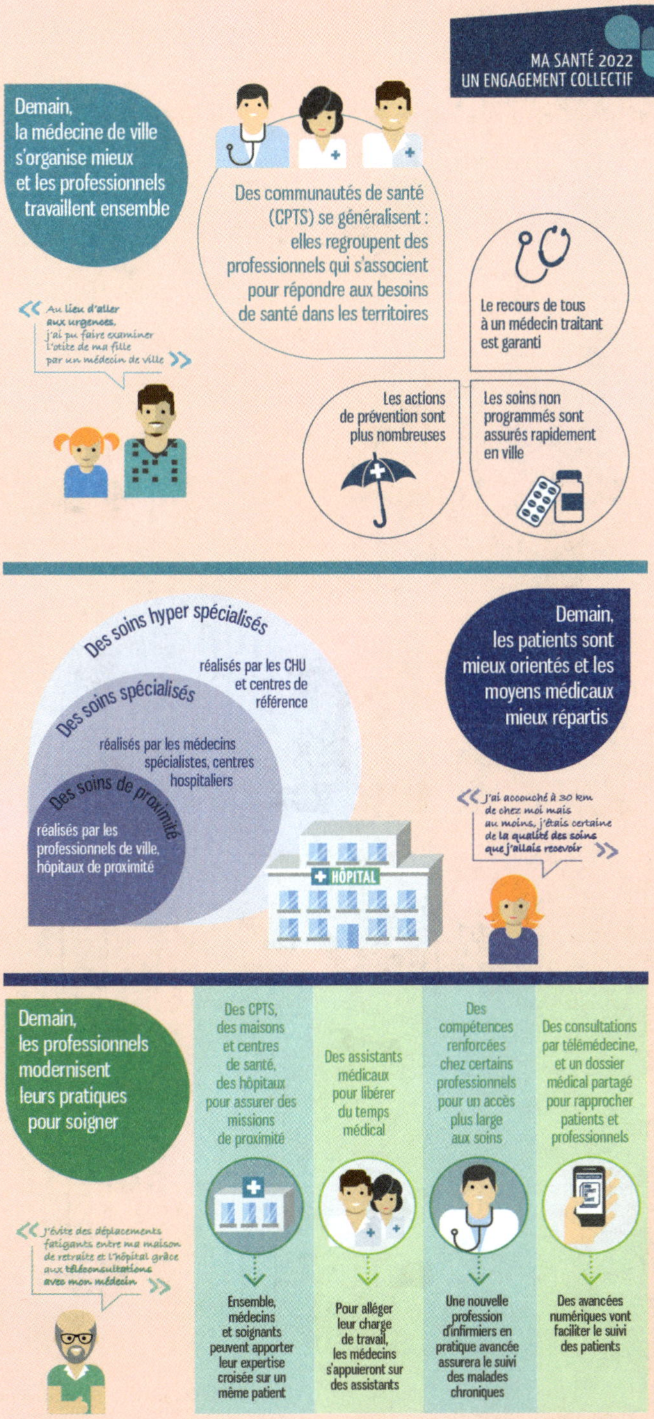

Vous avez dit télémédecine ?

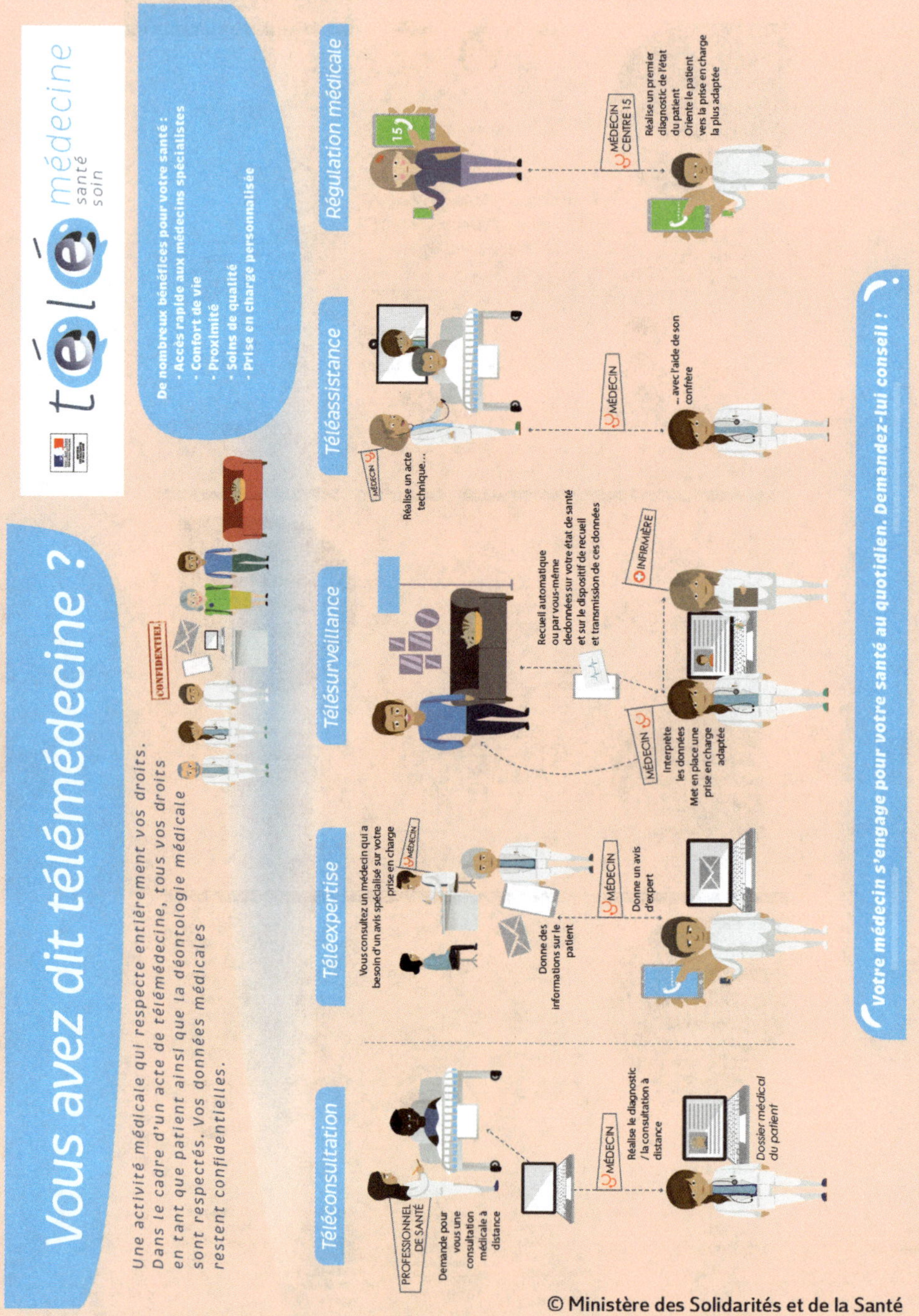

Le chômage en France selon l'âge

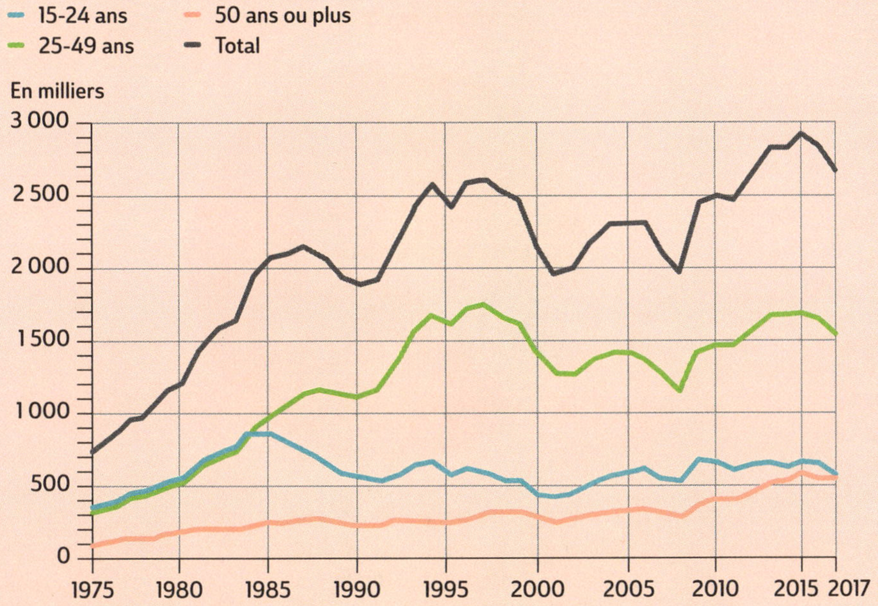

Lecture : en 2017, 620 000 personnes âgées de 15 à 24 ans sont au chômage.

Champ : France métropolitaine, population des ménages, personnes actives de 15 ans ou plus.

Source : Insee, enquêtes Emploi.

Les professionnels de santé

Professionnels médicaux

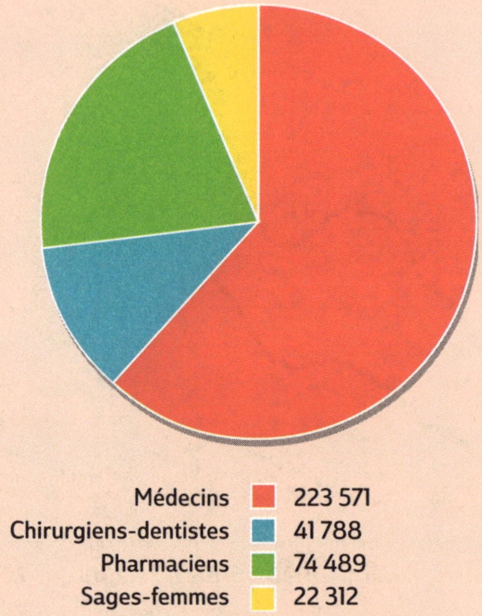

Professionnels paramédicaux

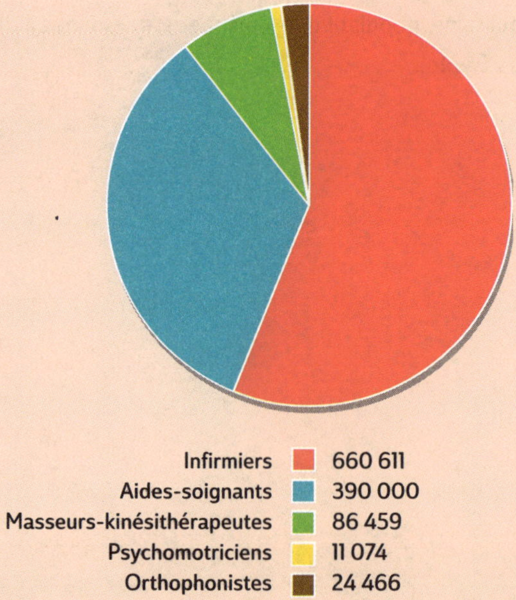

Source : DREES 2016

Bientraitance et qualité des soins

La bientraitance dans le soin

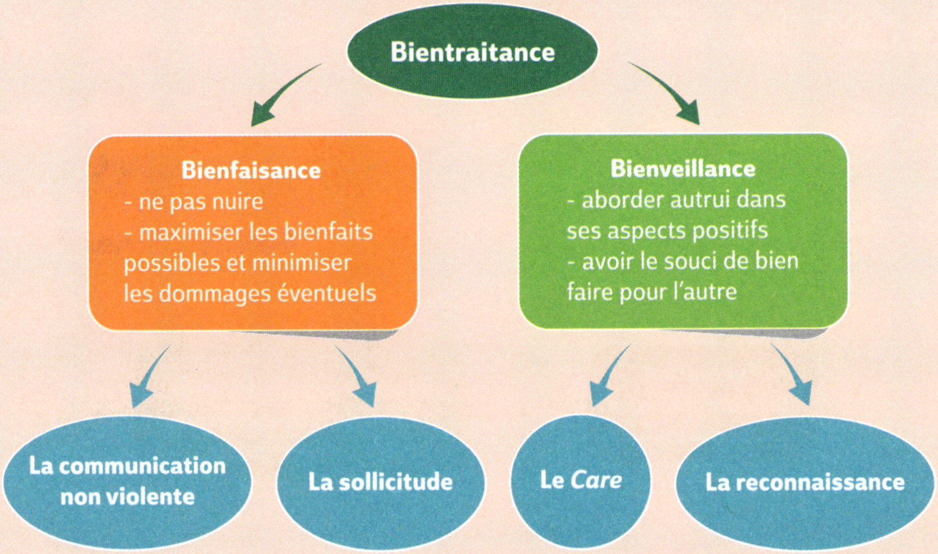

La qualité des soins

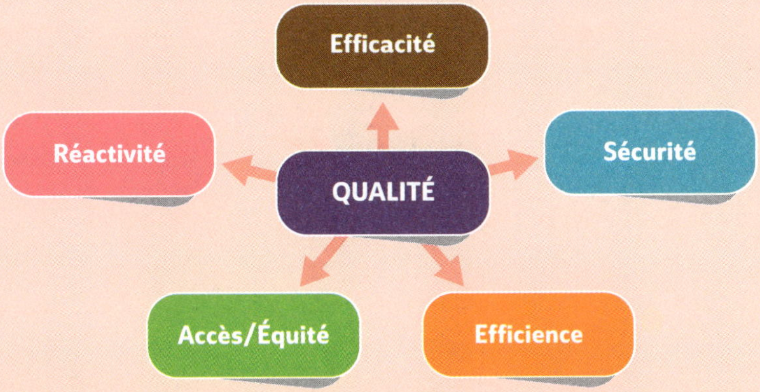

Santé publique : l'éducation thérapeutique du patient

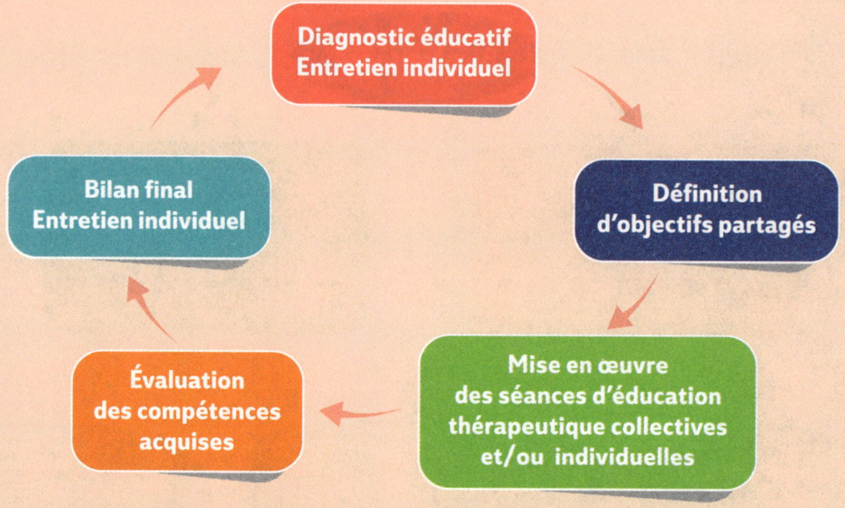

L'éducation thérapeutique du patient (ETP) vise à aider les patients à gérer au mieux leur vie avec une maladie chronique. Elle est un processus continu, qui fait partie intégrante et de façon permanente de la prise en charge du patient.

Source : Haute Autorité de Santé

Les accidents de la vie courante (AcVC)

Les chiffres clés

- 1 personne sur 5 est victime d'un accident de la vie courante
- 50 % des accidents se produisent à la maison
- 11 millions d'AcVC par an
- 20 000 morts par an
- 3e cause de mortalité
- 12 % des hospitalisations
- 10 % des dépenses de santé

Les 6 risques principaux

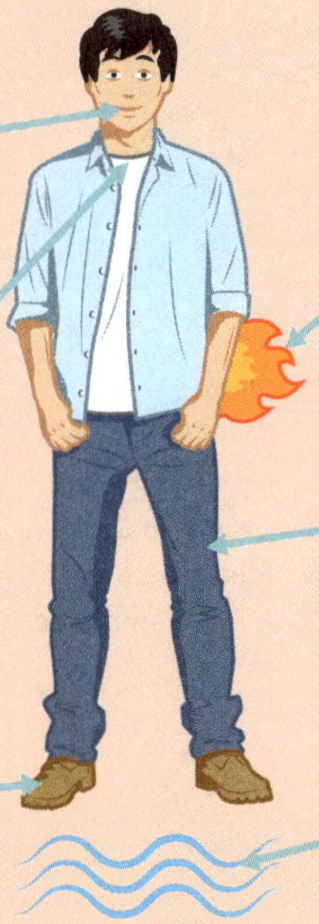

Intoxications
plus de 1 300 morts par an dont 1 000 d'origine médicamenteuse

Incendies
800 décès par an dans 75 000 incendies domestiques

Suffocation
3 000 décès par an aux 2/3 chez les + de 75 ans

Chutes
1re cause de mortalité : 9 400 morts par an. Plus de 60 % des AcVC en-dessous de 10 ans et 90 % après 75 ans

Accidents de sports et loisirs
1 500 000 accidents par an à l'origine de 500 morts par an

Noyades
Près de 500 morts par an

Source : Enquête permanente sur les accidents de la vie courante – InVS

Les auteurs présumés de maltraitances sur les enfants

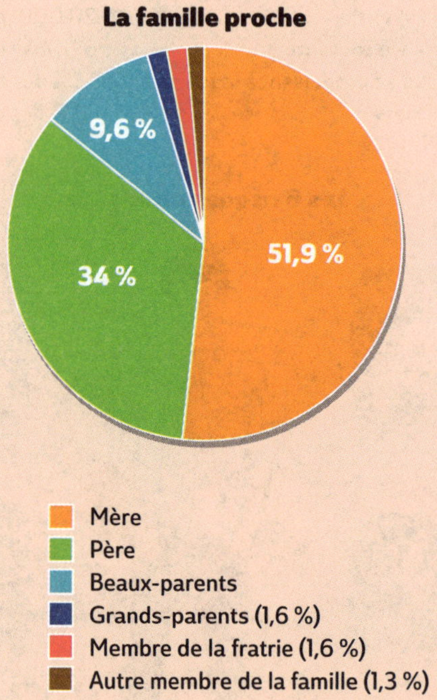

Source : SNATED, 2016

Les cancers en France

400 000 nouveaux cas
150 000 décès

214 000 nouveaux cas chez l'homme dont

Poumon
32 260 cas
20 815 décès

Côlon-rectum
24 035 cas
9 294 décès

Prostate
59 000 cas
8 207 décès

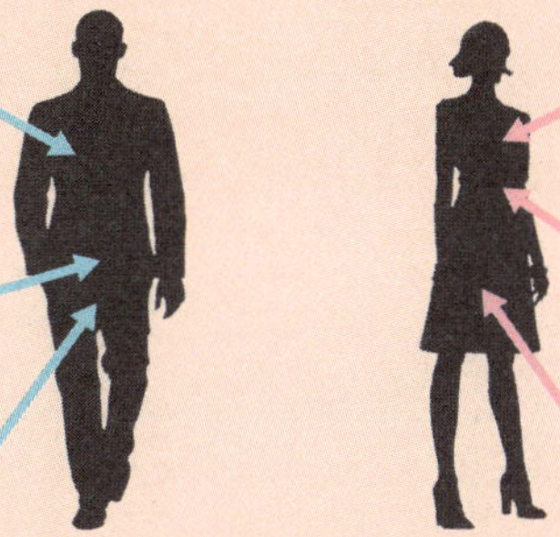

186 000 nouveaux cas chez la femme dont

Sein
58 968 cas
11 883 décès

Poumon
16 849 cas
10 176 décès

Côlon-rectum
20 837 cas
8 390 décès

Source : Institut national du cancer, 2017

Sida et VIH en France

153 000 personnes vivent avec le VIH

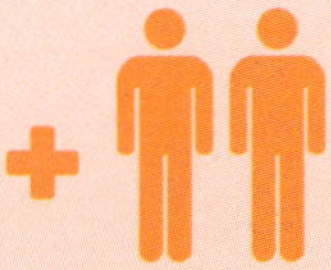

6 000 nouvelles découvertes de séropositivité en une année
- **dont 43 %** d'homosexuels
- **dont 38 %** d'hétérosexuels nés à l'étranger
- **dont 16 %** d'hétérosexuels nés en France

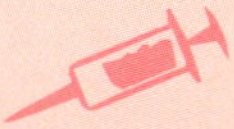

5,2 millions tests de dépistage du VIH réalisés

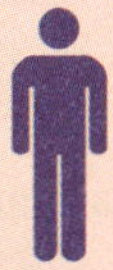

25 000 personnes seraient porteuses du virus sans le savoir

Source : Ministère de la Santé, Inserm, InVS, 2016

Les addictions en France

Tabac
14 millions d'usagers réguliers
32 % des adolescents de 17 ans et 29 % des adultes de 18 à 75 ans sont des fumeurs quotidiens

Alcool
9 millions d'usagers réguliers
3,4 millions de consommateurs adultes « à risque ». Ivresse répétée pour 22 % des jeunes de 17 ans. 9 % des adultes boivent entre 3 et 7 verres par jour

Cannabis
1,4 million d'usagers réguliers
48 % des jeunes de 17 ans l'ont expérimenté et 9 % sont des fumeurs réguliers
42 % des adultes l'ont expérimenté et 11 % sont des fumeurs réguliers

Héroïne
600 000 expérimentateurs
1 % des jeunes de 17 ans l'ont expérimentée, contre 1,5 % des adultes

Cocaïne
450 000 usagers dans l'année
3,2 % des jeunes l'ont expérimentée, contre 5,6 % des adultes

Source : Observatoire français des drogues et des toxicomanies, 2017

L'obésité en France

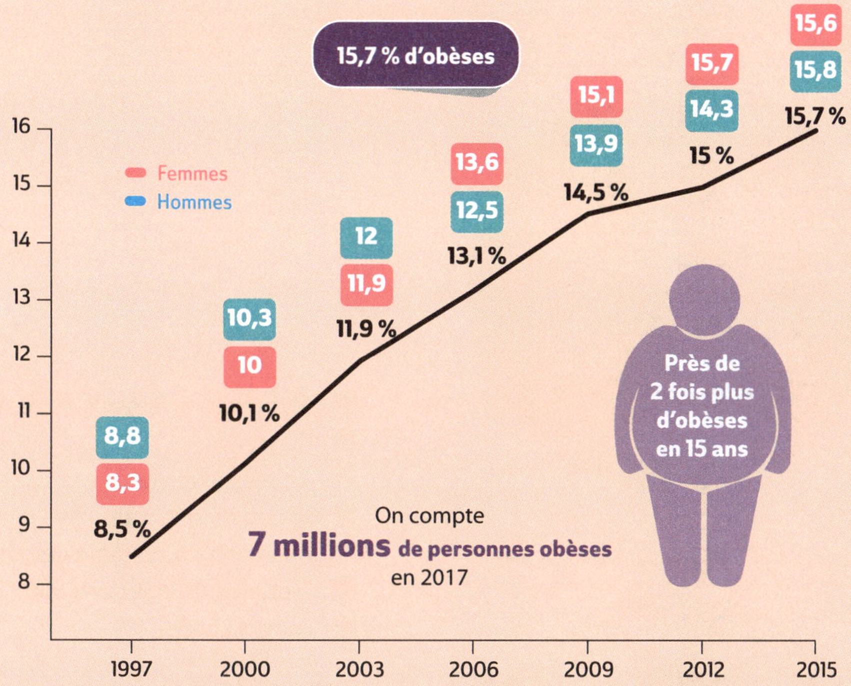

Source : Enquête ObÉpi (Inserm-Roche) et InVS

Les principales causes de décès en France

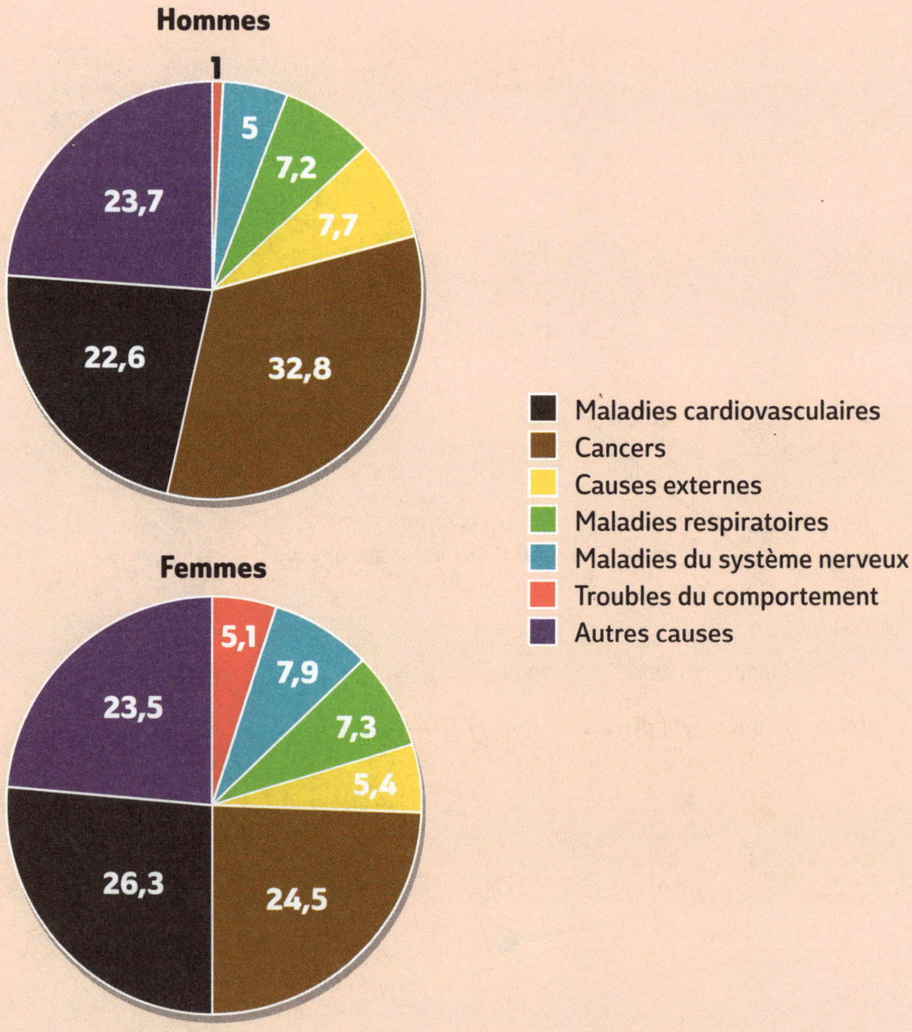

Source : Insee, 2015

Le suicide en France

200 000 tentatives de suicide par an
25 décès par jour, soit environ 9 000 décès par an

3 suicides sur 4 concernent les hommes…

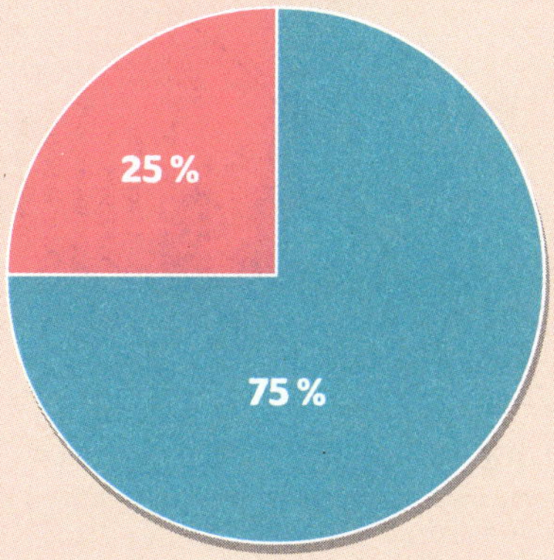

… mais davantage de femmes déclarent avoir pensé à se suicider

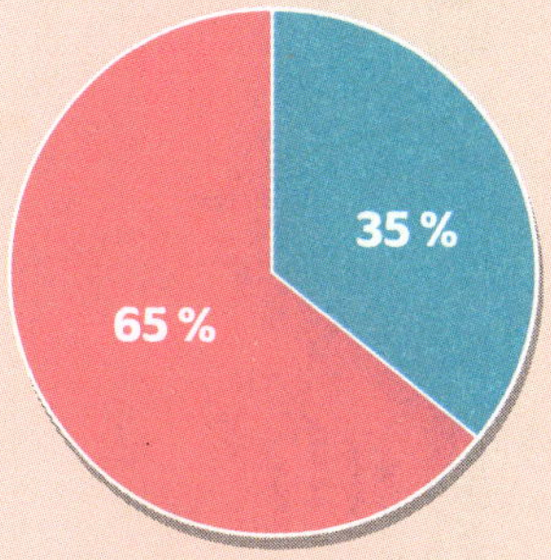

Au moins une tentative de suicide au cours de la vie

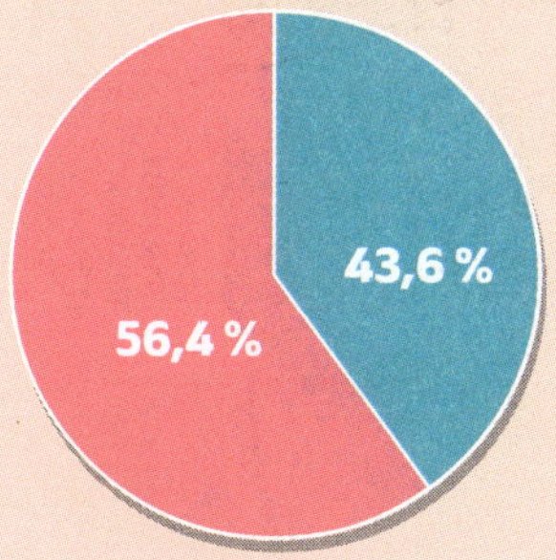

Pensées suicidaires sur les 12 derniers mois

Femmes
Hommes

Source : Observatoire national du suicide, 2014 et 2016

La protection sociale : la Sécurité sociale

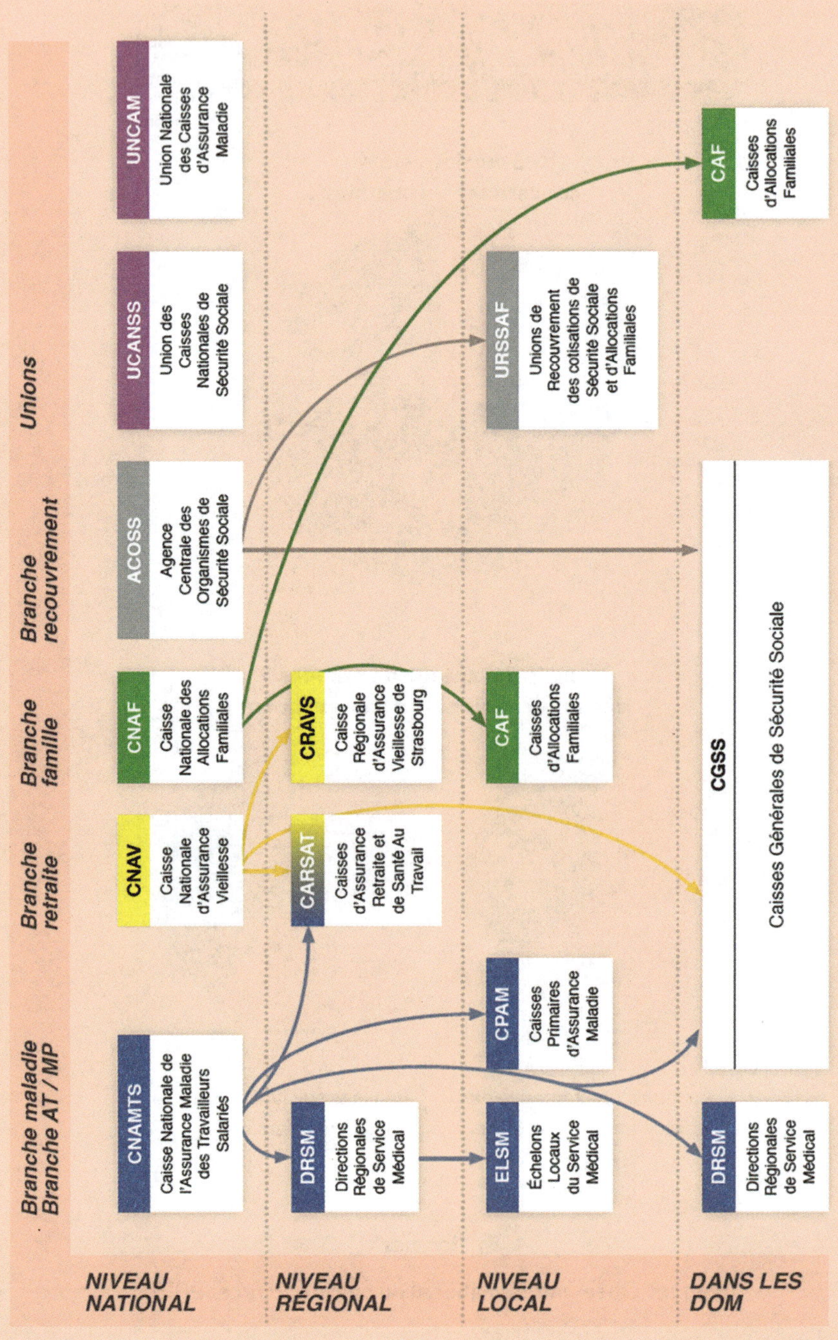